U0268867

探秘系列中药科普丛书

中国药学会、中国食品药品检定研究院　组织编写

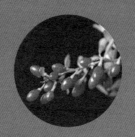

探秘
枸杞子

马双成　总主编

刘斌　张炜　主编

人民卫生出版社
·北京·

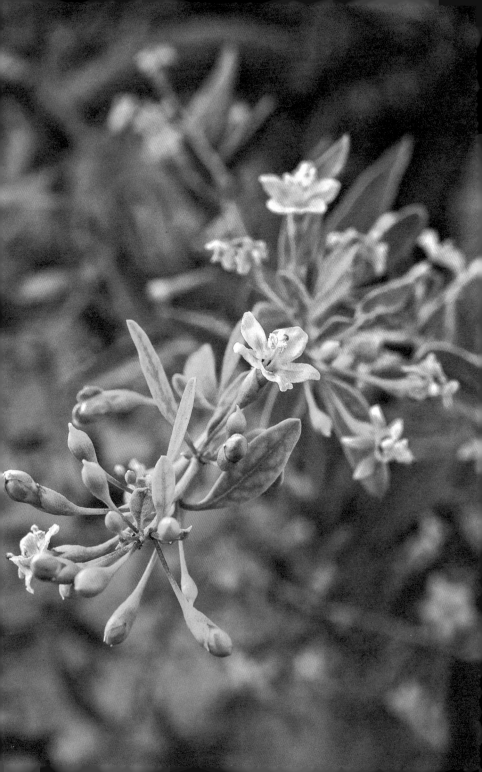

枸杞子

（刘斌）

赤宝玲珑红豆似，北山有杞望乡宜。

长枝短刺花难弟，小叶柔桑果次披。

芽出咬春堪美味，浆成尝夏比甘饴。

药调可补期颐寿，羹煮能滋耄耋时。

六世同堂齐宴乐，怡凭此物孝心痴。

青丝华杖追银发，恨在无知寡哦之。

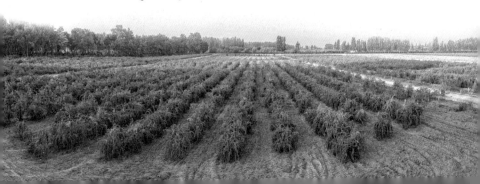

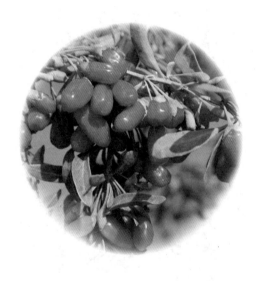

探秘
枸杞子

策划委员会

总 策 划 丁丽霞
总 主 编 马双成

编审委员会

主　　编 刘　斌　张　炜
副 主 编 康　帅　张南平
编　　委 （按姓氏笔画排序）

马双成　王　莹　王水潮　左甜甜
刘　越　刘　斌　孙　萌　李　想
杨　帆　杨凤梅　余坤子　张　炜
张　蕾　张　薇　张南平　林天凤
林永强　周梦楠　周颖玉　施　阳
姜艳艳　骆桂法　聂黎行　海　平
常艳丽　康　帅　彭亚楠　韩青青

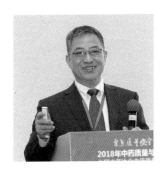

马双成，博士，研究员，博士研究生导师。现任中国食品药品检定研究院中药民族药检定所所长、中药民族药检定首席专家，世界卫生组织（WHO）传统医药合作中心主任，国家药品监督管理局中药质量研究与评价重点实验室主任，《药物分析杂志》执行主编，国家科技部重点领域创新团队"中药质量与安全标准研究创新团队"负责人。先后主持"重大新药创制"专项、国家科技支撑计划、国家自然科学基金等30余项科研课题的研究工作。发表学术论文380余篇，其中SCI论文100余篇。主编著作17部，参编著作16部。2008年享受国务院政府特殊津贴；2009年获中国药学发展奖杰出青年学者奖（中药）；2012年获中国药学发展奖食品药品质量检测技术奖突出成就奖；2013年获第十四届吴阶平-保罗·杨森医学药学奖；2014年入选"国家百千万人才工程"，并被授予"有突出贡献中青年专家"荣誉称号；2016年入选第二批国家"万人计划"科技创新领军人才人选名单；2019年第四届中国药学会-以岭生物医药创新奖；2020年获"中国药学会最美科技工作者"荣誉称号。

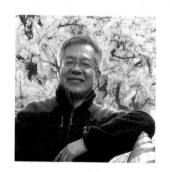

刘斌，博士，教授，博士研究生导师。供职于北京中医药大学中药学院，任国家中医药管理局中药经典名方有效物质发现重点研究室副主任。主要社会兼职：中华中医药学会中药化学分会委员，世界中医药学会联合会中药化学专业委员会理事，中国仪器仪表学会药物质量分析与过程控制分会常务理事，中国中药协会中药质量与安全专业委员会委员，国家科学技术奖励评审专家，国家执业药师工作专家，农业部第七届兽药评审专家库专家，中华中医药学会科技奖励专家库专家，国家卫生健康委员会人才交流服务中心人才评价专家。《药物分析杂志》《世界中医药》《中国实验方剂学杂志》等期刊编委。近年来主持国家自然科学基金等省部级以上科研课题十余项、企业委托课题多项。主（参）编论著、教材20余部，以第一作者或通讯作者发表核心期刊学术论文150余篇，其中SCI论文30余篇。科研成果取得发明专利证书20余项。

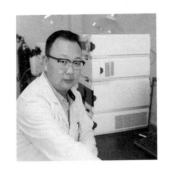

主　编
简　介

张炜，副主任药师。现任青海省药品检验检测院藏药室副主任，中国中药协会中药数字化专业委员会副秘书长，中国中药协会中药质量与安全专业委员会委员，全国药检系统民族药专业委员会委员，青海省药学会学术交流部秘书。先后参与省部级重点科技攻关项目、科技计划项目、农业科技成果转化和推广计划、自然科学基金面上项目等10余项科研课题的研究工作。获得青海省科技进步奖1项、省科技成果11项、专利证书3项，发表学术论文15篇，参编著作4部。2020年获西部药学联合会"西部药学之星"荣誉称号。

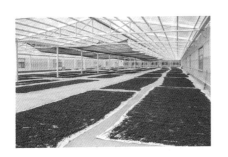

2016 年 12 月，国务院发表了《中国的中医药》白皮书，中医药的发展被提到国家战略层面。党的十八大以来，以习近平同志为核心的党中央高度重视中华优秀传统医药文化的传承发展，明确提出"着力推动中医药振兴发展"，并从国家战略的高度对中医药发展进行全面谋划和系统部署，明确了新形势下发展中医药事业的指导思想和目标任务，为推动中医药振兴发展指明了方向。2019 年 7 月，《健康中国行动（2019—2030 年）》正式发布，提出了 15 项重大行动，其中第一项"健康知识普及行动"，旨在帮助每个人学习、了解、掌握有关预防疾病、早期发现、紧急救援、及时就医、合理用药等维护健康的知识与技能，增强自我主动健康意识，不断提高健康管理能力。

中医药是中华文明的瑰宝，中医药辨治疫病已有数千年历史，在治疗过程中积累了大量经验。2020 年，新型冠状病毒（简称新冠）肺炎疫情暴发并在全球蔓延，针对此次疫情，中医药采用早期介入、全程参与、分类救治的原则，通过筛选中成药和方药，有效降低了发病率、转重率和病死率；促进核酸转阴，提高了治愈率。在延期至 2020 年 5 月举行的全国"两会"上，各界代表、委员针对中医药改革、发展等提出了相关意见，建议从制度、体制、机制上，把中医药融入传染病的防治体系和重大疾病救治体系中，充分发挥中医药在疾病预防和突发公共卫生事件应急中的作用。2020年 6 月，国务院新闻办公室发布《抗击新冠肺炎疫情的中国行动》白皮书，充分肯定了中医药在新冠肺炎疫情防控和救治中的重要作用。书中提出从中医角度研究确定新冠肺炎病因病机、治则治法，充分发挥中医药特色优势，坚持中西医结合、中西药并用，发挥中医药治未病、辨证施治、多靶点干预的独特优势。

健康是民生之本。提高全民健康水平，关系到亿万人民群众的幸福安康。随着我国社会经济的发展，人民生活和文化水平不断提高，对健康的渴求也越来越强烈。医为药之体，药为医之用，"医"通过"药"方显岐黄之效。作为防病治病的重要武器，药物是一把双刃剑，药物的合理使用对疾病治疗至关重要。正确使用药物，可以预防和治疗疾病；而用药不当，不仅会增加患者的痛苦和医疗成本，严重者还可能导致其他疾病。普及公众了解一些用药的基本常识，增强安全用药的意识，形成良好的用药习惯，是非常重要的，也是十分必要的。

　　为此，我们编写了这本《探秘枸杞子》科普图书。本书由权威专家编写，全方位地介绍了枸杞子这一传统中药的历史渊源、质量保障、合理使用等方面的知识。本书适用于基层医务人员对患者的用药教育和科普宣传，一方面可作为临床用药服务中的基础技术支持，另一方面可作为对公众进行宣传教育的基础科普蓝本。同时，亦可为非专业人士在使用枸杞子时提供参考和依据，有助于大众更好地正确认识和合理使用枸杞子。

　　本书在编撰过程中得到了中国药学会的关怀和指导，得到了有关药学专家的热诚帮助，谨致以衷心的感谢！并向为本书的撰稿、编校、出版工作付出辛勤劳动的同志们致以深深的谢意！希望这部书能够成为促进公众健康生活、快乐生活的好帮手！

　　本书编写过程中倾注了全体编者的心血，编者们对编写条目反复论证，对文字多次校对，以确保所述内容科学严谨而又朴实易懂。但由于水平有限，难免有诸多不足之处，欢迎广大读者批评指正。

编者

2021 年 3 月

目录

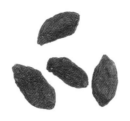

第一章

枸杞子之

源

第二章

枸杞子之品

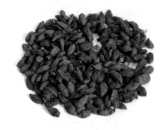

第三章

枸杞子之**用**

第一章

枸杞子之

源

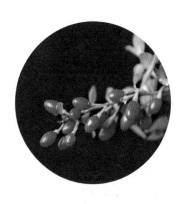

枸杞子自古就有"生命之树"的美誉，是我国"药食同源"品物中的一大瑰宝。枸杞子作为药物首次记载于《神农本草经》，被列为上品，言其"味苦寒。主五内邪气，热中，消渴，周痹。久服，坚筋骨，轻身不老"。中医认为，枸杞子具有滋补肝肾、益精明目、强壮筋骨、润肺止咳等功效。现代医学研究也证明，枸杞子能增强免疫力、抗肿瘤；降血糖、降血脂，防止动脉粥样硬化；还能保护肝脏，促进造血功能，预防贫血等。

古代中医药学家对枸杞子的治病保健功效重视，我国历代文人骚客的字里行间也对枸杞子予以极大赞美。如"诗豪"刘禹锡称赞枸杞子"上品功能甘露味，还知一勺可延龄"。此外，作为中国民俗文化八大吉祥植物之一，枸杞子以其养生补肾的药用功效、源远流长的历史文化、扑朔迷离的传奇故事和红火吉祥的喜庆形象等，成为华夏儿女心中的"延寿之果"。

第一节　枸杞子古今浅说

肾为先天之本，是生发的根本。枸杞子以其滋补肾精的功效备受人们的青睐，我国最早的先民与后来的中医药学家都认为枸杞子与他们的生活息息相关。由于枸杞子的治病与养身功效显著，历史上不仅产生了许多民间传说，还保留了枸杞不同部位的名称或地方习用名称的记载，形成了独具一格、丰富多彩的枸杞文化。

一、枸杞子的传说

　　古往今来，枸杞子在人们心目中一直都处于"被神化"的地位。纵观中国历史各个时期，有关枸杞子的传说层出不穷、经久不衰。据闻，为求长生不老，秦始皇费尽心机求得的长生药中就包含枸杞子。古人认为常食枸杞子可以"留住青春美色""与天地同寿"，广为流传的神话传说与扑朔迷离的民间故事更是为枸杞子披上了神秘的外衣。

（一）王母人间游，红宝耳坠留

　　枸杞，何人造之？王母娘娘也。相传在很久以前，有一个心地善良的姑娘住在昆仑山乌龙沟附近，每日以采药为生。但她从不贪图钱财，总是将采来的草药免费送给患病的穷苦人家。因此被仙人点化，得道升仙，并得到玉皇大帝的青睐，成为王母娘娘。王母娘娘牵挂人间疾苦，常常郁郁寡欢，于是她想找一个"情牵世间疾苦，胸怀人间大爱"的人，代替自己传药治病，救世救民。

　　一天，王母娘娘乔装打扮成老婆婆，沿路乞讨，来到一个村子里对村民们说："我年老体衰，食不果腹，要是有人认我为娘，我就将识药采药的本事传授给他。"一传十，十传百……不久，一个商人找到了乞讨的老婆婆，将她接回家中好生伺候。可商人却别有用心，想学会识药采药后，治病卖药，继续发家致富。但过了许久，老婆婆并未提及识药采药一事，商人坐立难安。一天，商人假惺惺地喊了声娘，问起传药之事。老婆婆答道："娘年老体弱，需要你背为娘上昆仑山。"商人心里愤愤不平，昆仑山距此几十公里，自己根本吃不消。于是，他找了农夫抬轿子，可老婆婆却说："你要亲自背我，才能传授本事。"果不其然，商人大怒："你这不是整我吗？我看你是想骗吃骗喝吧？真是白养了你这么多日子！"老婆婆冷笑一声，换回自己的破衣服，离开商人家，继续沿街乞讨。没过多久，又有一个财主将老婆婆接回家中，财主心怀鬼胎，想要学得本事后，将名贵药材送给权贵，加官晋爵。可一个多月以后，财主见老婆婆从未提及传药一事，心急如焚，最后财主像商人一样，赶走了老婆婆。

王母娘娘继续乔装成乞讨的老婆婆，每到一处，就说出自己的心事，很多人都把她当成疯子、骗子。直到有一天，王母娘娘来到宁夏地界，巧遇山中洪水泛滥，见一位樵夫背着一个素不相识的老人过河避难。王母娘娘心下一喜，这不正是我要寻找的善良博爱之人吗？于是，打扮成老婆婆的王母娘娘大声询问樵夫，能否请他也背自己过河，樵夫欣然答应，又立即将她背过河。王母娘娘见他如此憨厚老实，就想将识药采药的本事传授给他。为了考验他，王母娘娘自称已饥肠辘辘多日，樵夫听闻立刻请王母娘娘来家中吃饭。妻子准备了饭菜，嘘寒问暖后，听闻她还要继续乞讨，善良的两口子于心不忍，劝她说："您年事已高，乞讨不易，若是不嫌弃寒舍，就同我的眼睛看不见的老娘作伴吧？"就这样，王母娘娘在樵夫家里住了下来。

转眼间半年过去了，王母娘娘试探性地问樵夫："总这样住在您家里，心里过意不去，要不我还是走吧？"樵夫急了："您无儿无女，我认您做干娘，将来为您养老送终，这不是挺好吗？"王母娘娘终于安心落意，此人定能救世救民，造福百姓。又过了几天，王母娘娘唤樵夫："孩子，你背我到龙泉山看看吧！"樵夫虽有困惑，但还是爽快地答应了。路途坎坷，上坡下沟，樵夫疲惫不堪，但他还时常与王母娘娘说笑逗趣，一路上欢歌笑语。于是，王母娘娘开始传授樵夫如何识药、采药、用药等本领。日复一日，樵夫逐渐认识了许多草药，熟记了许多治病方法。

一天，二人早早上了山，王母娘娘看着冉冉升起的红日，对樵夫说："我的使命已经完成了，造福百姓的任务就交给你了，我要回天庭了。"摘下自己的红耳坠和平时挂的拐杖一同送给樵夫，嘱咐他："把拐杖插到院子里，红耳坠挂在上面，结出的红果可以治好你娘的眼睛。切记要造福百姓，不可贪图富贵。"语毕，化作清风，回了天庭。樵夫回家以后，按照王母娘娘的方法，果真收获了满树红果子，治好了母亲的眼睛。后来樵夫改行行医，将红果赠送给乡亲们，诚心诚意地为穷苦人家治病，救世救民。

王母娘娘的红耳坠和拐杖，幻化成了植物枸杞，所以在《名医别录》中枸杞又有"仙人杖""西王母杖"的美称。

（二）狗妻杞氏贤，采食红果安

枸杞，名从何来？狗妻杞氏命之也。中药的名字，数以万计，往往都寄寓着人们对于健康长寿、药食同源、医疗保健、文化娱乐等各种各样的美好期许。这其中还有许多中药以人名命名，有的用以颂扬医者医技高超，缅怀前贤医德，如徐长卿、使君子等；有的用以感恩前人慧眼识珠，纪念药材发现者，如杜仲、刘寄奴等。每一味以人名命名的中药背后都有一个传奇故事，"枸杞"名字背后的故事又是怎样的呢？

相传在战国时期，秦国境内黄河南岸的泉眼山下，坐落着一个小村庄，村里有一位乳名唤作狗子的青年农民，勤劳勇敢，每日以农耕捕鱼为生。狗子弱冠之年，迎娶了一位善良贤惠的女子为妻，唤作杞氏。夫妻二人相敬如宾，日出而作，日落而息，侍奉老母亲，过着丰衣足食、安居乐业的日子。可好景不长，在秦始皇灭六国完成统一大业后，下令征召全国男子修建长城，狗子也被征召，渡过黄河，修建长城。狗子修建长城无法回家，只能每天期盼早日修完长城，回家与妻子和老母亲团聚，可这一盼就是十余年。

当长城终于修建完毕后，狗子历经长途跋涉回到家乡时，不巧家乡正在经历蝗灾，田园荒芜，颗粒无收。男女老少满街乞讨，饿殍枕藉，乡亲们全都瘦骨嶙峋，弱不禁风。狗子看到这般哀鸿遍野的景象，顿时目瞪口呆，大惊失色，不知家中妻子与老母亲是否健在。他迫不及待地赶回家，竟然发现老母亲的满头银发如今乌黑油亮，面色红润，容光焕发。而妻子也是春光满面，神采奕奕，根本没有饥肠辘辘的样子。狗子一头雾水，询问妻子："回来的路上乡亲们全都面黄肌瘦，为何母亲与你却如此精神饱满呢？"妻子泪流满面："自从夫君被征去修建长城后，我每天早出晚归，辛勤劳作，才能勉强维持生计。母亲每日以泪洗面，哀伤至极，哭瞎了双眼。为给母亲治疗眼睛，我听村里的老人说坟头上长出来的红果子可以明目，于是我便每日去山里采摘坟头上的红果子给母亲食用。没想到母亲没吃几天，眼睛就重新明亮了起来，又吃了一段时间后，头发也变得乌黑油亮。"老母亲也热泪盈眶，说道："如果不是你的好媳妇每天采红果子给我服用，我早就一命呜呼了，哪还能等你回来啊！"狗子听完内心感慨万千，喜极而泣，对妻子更加尊敬。

后人发现，狗妻杞氏从山间坟头上采回的红果子具有养肝明目、滋补肝肾的功效。民间医生采红果子入药，并根据这个传说，以夫妻二人的姓氏命名为"狗杞子"。后觉此名不雅，改名为"枸杞子"。

（三）曾孙拒良药，祖母怒其老

枸杞子，药效如何？食之可延年益寿也。枸杞子为中国传统常用中药，用药历史悠久，《神农本草经》列为上品。南北朝时期的《名医别录》记载枸杞"根大寒，子微寒，无毒。主治风湿，下胸胁气，客热头痛，补内伤，大劳、嘘吸，坚骨，强阴，利大小肠。久服耐寒暑"。隋唐时期，养生风气盛行，《药性论》中记载枸杞子可以"补精气诸不足，易颜色，变白，明目安神，令人长寿"，而枸杞叶作饮代茶"能止渴、清烦热、益阳事"。唐代《食疗本草》中记载枸杞叶和羊肉作羹"尤善益人"，代茶煮汁饮之能"益阳事"，枸杞子和面煮熟服用可"去肾气尤良，又益精气"。明代李时珍认为枸杞浑身是宝，《本草纲目》记载"春采枸杞叶，名天精草；夏采花，名长生草；秋采子，名枸杞子；冬采根，名地骨皮"。认为"分而用之，则各有所主；兼而用之，则一举两得"。

除历代本草中关于枸杞子功效的文字记载外，枸杞子能延年益寿的民间故事也不计其数。宋代官修方书《太平圣惠方》中转载了汉代《淮南枕中记》的一则故事：一位汉代使节奉天子之命出使西河，途中在河边休息时，偶遇一位亭亭玉立的妙龄女子，看起来大约十五六岁。可这名女子却手持木棒正在责打一位八九十岁的老人，使节十分生气，立即拦下女子询问缘由："老人是何人？如此羸弱，怎能这般殴打？"女子听闻，掩面而泣："您有所不知啊，他是我的曾孙，家中有良药，他却不肯食用，才会一反常态，年老体衰。"使节目瞪口呆，"请问您今年多少岁啊？"女子说自己已经300多岁了。使节呆如木鸡，又问："家中良药为何物？竟有永葆青春的神效？"女子回答："药只有一种，但却有五个名字，春名天精，夏名枸杞，秋名地骨，冬名仙人杖，亦名西王母杖。按照四季的不同采食服用，正月上寅采根，二月上卯治服之，三月上辰采茎，四月上巳治服之，五月上午采叶，六月上未治服之。七月上申采花，八月上酉治服之；九月上戌采子，十月上亥治服之；十一月上子采根，十二月上丑治服之。这样就能青春永驻，与天地齐寿。"

　　《保寿堂方》载"地仙丹"云："昔有异人赤脚张，传此方于猗氏县一老人，服之寿百余，行走如飞，发白反黑，齿落更生，阳事强健。"古人对枸杞子的无限遐想，为现代学者深入探究枸杞子提供了不竭的动力。现代药理及临床研究证明，枸杞子具有提高免疫力、抗衰老、抗癌等作用，主要含有枸杞多糖、多酚、类胡萝卜素、黄酮、生物碱等多种化学成分。其中，枸杞多糖和多酚类成分是天然的抗氧化剂，能够促进血液循环，抑制体内自由基氧化。这些研究结果为古人的无限遐想提供了佐证，充分证明了枸杞子"药食同源""延年益寿"的科学性和合理性。

（四）枸杞养生馆，延龄身体健

枸杞子，如何养生？养生馆知也。纵观枸杞子几千年的药用历史，历代医家都着迷于枸杞子"长生不老"的神奇功效。南北朝时期葛洪认为枸杞子是仙药中的上药，在《抱朴子·内篇》中写道："上药令人身安命延，升为天神，遨游上下，使役万灵，体生羽毛，行厨立至。"唐朝李梴《医学入门》中的五子衍宗丸，以枸杞子配伍菟丝子等药材做成蜜丸，补肾固精，治疗男子阳痿早泄、须发早白等肾气不足的病症。明朝邵应节献给嘉靖皇帝的补养名方七宝美髯丹，配方在《本草纲目》中有记载，枸杞子即为其中一宝。清朝慈禧太后服食的益寿膏、长春益寿丹，枸杞子也是其中的重要药物。枸杞子，也被古人称为"却老子"，迎合了人们心中渴望永葆青春、健康长寿的心理，故枸杞子从古至今都是养生的热门话题。

关于古人是如何利用枸杞子养生的，这里也有一则民间趣闻。相传在西夏，有一个叫作杞子的男童，父母早逝，家中也无他人可以照顾杞子。杞子自小就体弱多病，瘦骨嶙峋，弱不禁风，邻居们都很担忧杞子，常常接济他。一天，杞子翻阅父亲的遗书，发现一本《枸杞祖传秘方》。杞子觉得自己命不久矣，何不试一试呢？按照秘方中的方子服了数日，杞子竟然面色红润，神采奕奕，又服数日，身体竟然变得强健有力、肌肉结实，邻居们都感到十分惊讶，询问缘由后便为杞子感到开心。以后，邻里乡亲无论生病还是治疗未病，都找杞子，杞子用枸杞子配以秘方，病症都能治好，未病也都得以预防。为感谢杞子，众人纷纷为他捐银，于是杞子就在临街开了枸杞养生馆。由于杞子配方独特，药到病除，来人络绎不绝，口碑极好，不久就被皇帝知晓。皇帝亲自来养生馆里探访，杞子为皇帝用枸杞子配制了秘方，喝完以后，皇帝容光焕发，精神百倍。由此养生馆声名远扬，枸杞子也成为家家户户养生必备之品。

直到今天，枸杞子仍然以独特的药用价值和保健作用被现代人所推崇。从饮茶到煲汤，生活中的食疗随处可见，如枸杞子泡酒，补血益气；枸杞子代茶饮，解除疲劳；枸杞子熬粥，健脾补肾。枸杞子保健品的开发也越来越精准，市场上的产品琳琅满目，如枸杞胶囊，强身健体；枸杞口服液，美容养颜；枸杞软糖，健康零食；枸杞化妆品，延缓衰老等。枸杞子不仅在国内大受欢迎，也越来越受到外国人的关注和喜爱。

二、枸杞子的名称演变

枸杞子名称的来历除神话传说外，早在4 000多年前，殷商时期的甲骨卜辞中就记载有"杞"字。2 000多年前的《周易》《诗经》《礼记》《左传》等著作中皆有枸杞子的记载。《周易》"九五，以杞包瓜，含章，有陨自天"的爻辞，意为用枸杞遮蔽树下栽培的瓜果，有彰美之德，会有喜庆自天而降。在《诗经》中，关于"杞"的记载共有7处之多，如《诗经·郑风·将仲子》中记载"将仲子兮，无逾我里，无折我树杞。岂敢爱之，畏我父母"。

各种古代著述对"杞"这种植物的名称也有不同注释。《说文》云：杞，枸杞也。《广雅》云：地筋，枸杞也。《尔雅》云：杞，枸。郭璞云：今枸杞也。陆玑《诗疏》云：一名苦杞，一名地骨。春生，作羹茹微苦。其茎似莓。其子秋熟，正赤。茎、叶及子服之，轻身益气。《左传》昭公十二年，季氏家人南蒯"将适费，饮乡人酒。乡人或歌之曰：我有圃，生之杞乎？"晋人杜预解释此处的杞即为世人所谓的枸杞。在先秦时期的历史文献中，枸杞单名为"杞"，又作"檵"。秦汉之时，正式定名为枸杞。

在枸杞这种植物的悠久历史背后，是其名称演化历史的源远流长。历代本草著作对于枸杞的记载，也为这味神秘药材增添了一抹不一样的色彩。历代文献记载的枸杞名称五花八门、丰富多彩，既有名副其实的"却老"之称，也有生动形象的"仙人杖"之称，还有通俗易懂的"象柴"之称……如秦汉时期《神农本草经》中记载了枸杞四个别称："一名杞根，一名地骨，一名枸忌，一名地辅。"魏晋南北朝时期的《抱朴子·仙药篇》中提道："象柴，一名托卢，是也，或名仙人杖，或云西王母杖，或名天门精，或名却老，或名地骨，或名苟杞也。"《名医别录》中也记载了枸杞的别名："一名羊乳，一名却暑，一名仙人杖，一名西王母杖。"直到唐代《新修本草》中还记载了枸杞的许多别名："一名杞根，一名地骨，一名枸忌，一名地辅，一名羊乳，一名却暑，一名仙人杖，一名西王母杖。"

两宋时期，枸杞的入药部位逐渐增加，根、茎、叶、花、果实都开始成为采收对象，枸杞栽培技术也有了长足发展。随着枸杞种植技术的不断进步，在民间，枸杞的名称也在以前记载的基础上衍生出了很多新的俗称。《本草图经》中记载枸杞"俗呼为甜菜"。明清时期，各大医家对于枸杞的用药经验已经十分娴熟，枸杞早已成为临床不可或缺的重要药材。明朝初期，《救荒本草》中这样记载枸杞的别名："一名杞根，一名枸忌，一名地辅，一名羊乳，一名却暑，一名仙人杖，一名西王母杖，一名地仙苗，一名托卢，或名天精，或名却老，一名枸檵，一名苦杞，俗呼为甜菜子。"李时珍对明朝以前的枸杞名称进行了归纳，在《本草纲目》中总结为"枸、枸忌、枸棘、苦杞、红菜头、天精、地骨、地辅、地仙、却老、羊乳、仙人杖、西王母杖"。

中华人民共和国成立以来，随着中医药事业的蓬勃发展，枸杞种植规模的显著扩大和产业的不断壮大，以及中医药书籍的大量出版和普及应用，各种具有地方特色的枸杞名称愈发多样。《中国植物志》中称枸杞为"枸杞菜（广东、广西、江西）、红珠仔刺（福建）、牛吉力（浙江）、狗牙子（四川）、狗牙根（陕西）、狗奶子（江苏、安徽、山东）"；《河南中药手册》中称枸杞为"红青椒、枸蹄子"；《陕甘宁青中草药选》中枸杞子别名为"野辣椒，红果子"；《中草药学》中枸杞子又名"土杞子，枸茄子，狗奶子，红耳坠，红榴榴"。

汇总历代本草有关枸杞的文献记载不难发现，随时代变迁枸杞的药用部位在不断增加，由最初的"吃子食根"到如今的"全草皆食"，足以说明人们对枸杞的"药食两用"的认识在不断加深。时至今日，枸杞仍然以其"子可滋补肝肾，根可凉血除蒸"的独特药用优势，令人们对其青睐有加。

第二节　枸杞子的产地

众所周知，"世界枸杞看中国，中国枸杞看宁夏，宁夏枸杞看中宁"。枸杞子的主要产地在中国，其产地主要集中在我国西北、华北地区，以宁夏中宁枸杞最为出名，质量最佳。枸杞产业为宁夏回族自治区的特色优势农产业之首，枸杞的生产、加工已成为宁夏农业发展的支柱产业之一。在宁夏枸杞产业发展的带动下，新的枸杞产区不断涌现，发展势头迅猛，已经逐步形成了宁夏、青海、甘肃、新疆、内蒙古、河北等产区。

一、枸杞子产地的历史沿革

《诗经》《小雅·北山》中对枸杞产地早有记载，"陟彼北山，言采其杞，偕偕士子，朝夕从事。王事靡盬，忧我父母"。这首诗记述一位长期担负繁重徭役的下层小吏带领役夫前往遥远的北山去采摘枸杞，供贵族们享用。抒发了作者对年迈父母的深切忧思，以及对权贵们不顾下层百姓、一味贪图享乐的不满情绪。而"北山"即今宁夏固原六盘山北垂及余脉，亦指横亘于今中卫市海原县、中宁县及原中卫县香山地区的低山丘岭区。由此可知，宁夏被称作"北山"由来已久，古今都盛产枸杞子。

魏晋南北朝时期，《名医别录》开始详细记载枸杞产地："枸杞，生常山平泽及诸丘陵阪岸。"常山，在今河北曲阳一带，清代以前祭祀常山（北岳恒山）在此处进行，直到清代康熙年间才改为山西浑源的恒山。同一时期的《本草经集注》中记载："今出堂邑，而石头烽火楼下最多。"堂邑，故址在今江苏南京的六合区一带。表明在魏晋南北朝时期已有枸杞在河北、江苏分布的记载。

盛唐时期，服食枸杞子之风大行于世，对枸杞子的需求大大增加，枸杞的人工栽培得到迅速发展，产地也发生了较大变化。孙思邈在《千金翼方》中不仅介绍了枸杞的种植方法，还介绍了枸杞的产地："甘州者为真，叶厚大者是。大体出河西诸郡，其次江池间圩埂上者。"甘州即今甘肃；河西诸郡，指今青海、甘肃两省黄河以西的地区。表明枸杞在甘肃、青海有分布，并以甘肃者为佳。

两宋时期，随着枸杞栽培技术日渐成熟，枸杞开始按照"根茎与花实，收拾无弃物"的方法进行食用。沈括在《梦溪笔谈》中记载道："枸杞，陕西极边生者，高丈余，大可柱，叶长数寸，无刺，根皮如厚朴，日美异于他处者。"此处的"陕西"是指今河南省陕县西部以及往西的大片地区，已表明枸杞在河南也有生长。

明朝，李时珍在《本草纲目》中详细介绍了枸杞的产地，认为"全国入药杞子，皆宁产也"，并总结了枸杞产地的概况："古者枸杞、地骨皮取常山者为上，其他丘陵阪岸者可用，后世惟取陕西者良，而又以甘州者为绝品。今陕西之兰州、灵州、九原以西，枸杞并是大树，其叶厚、根粗；河西及甘州者，其子圆如樱桃，暴干紧小，少核，干亦红润甘美，味如葡萄，可作果食，异于他处者。大抵以河西者为上也。"兰州即今甘肃兰州，灵州指宁夏灵武，九原为今包头西部地区。表明在明朝时，枸杞的产地已经扩大，分布于宁夏、甘肃、内蒙古、青海，并以甘肃枸杞为绝佳品。

到了清代，枸杞种植规模进一步扩大，人们对道地药材的认识逐步深入。甘肃枸杞被认为质量最佳，在《本草备要》中汪昂提出："以甘州所产者、红润少核良。"但随着时间推移和枸杞种植规模扩大，宁夏也逐步成为枸杞药材的道地产区，所出枸杞子质量得到普遍认可。编纂于乾隆时的《中卫县志》称："宁安一带家种杞园，各省入药甘枸杞皆宁产也。"《朔方道志》也有"枸杞宁安堡者佳"的记载。由此可见，清代主要以宁夏、甘肃两地的枸杞子作为道地药材。

在宁夏，民间俗称枸杞为"茨"，枸杞园为"茨园"，种植枸杞的农民为"茨农"。相传，宁夏枸杞先是在中卫黄河边上的常乐堡、永康堡、宣和堡等处自然繁殖，后来经过回汉族"茨农"世代选育改良，培育成功了很多优良品种。清乾隆中卫知县黄恩锡曾赋诗赞曰："六月杞园树树红，宁安药果擅寰中。千钱一斗矜时价，绝胜腴田岁早丰。"宁安即今宁夏中宁县，位于宁夏平原南端境内四面青山环绕，黄河与清水河逶迤蜿蜒，予县内交汇，河水带来大量泥沙和淤积物，经岁月积淀后，土层深厚肥沃，富含矿物质，加之干旱少雨、光照充足和昼夜温差大的小气候特征，所产枸杞粒大、肉厚、种子少、色红、质柔软，故赋予中宁"枸杞之乡"美称。自古以来，枸杞子一直广泛分布于全国各地，但自明清后，以宁夏中宁枸杞质优已成为共识。

民国时期，曹炳章在《增订伪药条辨》中详细介绍了枸杞产地："陕西潼关长城边出者，肉厚糯润，紫红色，颗粒粗长，味甘者为佳。宁夏产者，颗大色红有蒂，略次。东北关外行之。甘肃镇番长城边出者，粒细红圆活，味亦甘，此货过霉天即变黑，甚难久藏，略次。他如闽、浙及各地所产者，旧地皆曰土杞子，粒小，味甘淡兼苦，肉薄性微凉，不入补益药，为最次。"《药物出产辨》也记载枸杞"产甘肃、宁夏、摄湾、宁安等"。表明民国时期，形成了以宁夏和甘肃为道地产区、多产区并存的局面。

通过历代文献考证，由上述演变过程可知，古代枸杞产地随时代变迁，由河北、江苏、河南等东部地区逐步扩展到宁夏、甘肃、青海、内蒙古等西北地区，并以宁夏作为道地产区。而如今枸杞分布范围已经进一步扩大，主产于宁夏、甘肃、青海、新疆等地的沙区，河北、西藏、山西、内蒙古、云南等地也有所分布，但仍公认宁夏枸杞质量最佳。

二、枸杞子产地的当代变迁

药材产地直接决定药材质量的好坏，从清朝开始，宁夏逐渐取代甘肃成为枸杞的道地产区。随着市场对枸杞子需求量的不断增加和种植技术的现代化发展，枸杞种植模式已经由古老的传统经验模式向现代化的标准模式过渡和发展；枸杞栽培也由农民自主分散的栽培方式过渡为政府集中引导的栽培方式；枸杞产区也逐渐形成了以宁夏、甘肃、青海为主要产区的格局。

中华人民共和国成立初期，枸杞的主要产区在宁夏。但由于栽培技术落后、灌溉方法老旧等劣势存在，枸杞种植过程中水分利用不足、秧苗成活率不高，直接导致枸杞子质量差异大、产量不稳定，全国年收购量仅有 200～600 吨。

20 世纪 60 年代，我国开始对枸杞传统的栽培技术进行改进，改变了传统分散栽培方式，采用大冠矮干和大行距的栽培方法，并引入农业机械化作业，提高了工作效率，降低了劳动成本。20世纪80年代，我国实现了枸杞的集约化种植。同时，新疆、内蒙古、甘肃等地从宁夏引种，并试种成功，枸杞种植面积开始扩大。截至20世纪末，通过广泛的引种栽培，已逐步形成了宁夏、甘肃、内蒙古、新疆、青海、西藏、河北、湖北等枸杞种植区。

纵观枸杞产地的变迁过程，随着经济迅猛发展，生活质量不断提高，人民保健意识与日俱增，枸杞子的需求量增加，进一步带动了产量增加，随即带来了枸杞产区不断扩大的发展现状。如今，枸杞产区已经遍布全国各地，形成了以宁夏产区为道地产区、甘肃为传统产区、青海为新型有机产区、新蒙冀（新疆、内蒙古、河北）等为新兴产区的分布模式。

第三节　枸杞子的价值

人们日常食用和药用所提到的枸杞多为枸杞的果实——枸杞子。除了果实，枸杞的根、芽、叶也都可作为食品或药材。枸杞子作为"药食同源"常见的药味之一，具有显著而广泛的药用价值和食用价值，此外，作为药用历史久远的一味"久服，坚筋骨，轻身不老"神药，枸杞子也承载了内涵丰富的文化价值。

一、枸杞子的药用价值

枸杞子作为一味中药材在我国具有悠久的历史。《神农本草经》所载诸多药物中，枸杞子列为上品，书中描述其"主五内邪气，热中，消渴，周痹。久服，坚筋骨，轻身不老"，给予了枸杞子非常高的评价。

到了明代，杰出的医学家、药物学家李时珍在集历代本草之大成的《本草纲目》中记述枸杞子"甘平而润，性滋而补，能补肾、润肺、生精、益气。此乃平补之药"，且枸杞根皮（地骨皮）"能泻肝肾虚热，能凉血而补正气，治五内邪热，吐血尿血，咳嗽消渴，外治肌热虚汗，上除头风痛，中平胸肋痛，下利大小肠"。《本草纲目》枸杞项下记载有14种枸杞子的主治，并辅以使用方法，如"和枸杞子一斤，好酒润透。分作四份：一份用蜀椒一两炒，一份用小茴香一两炒，一份用芝麻一两炒，一份用川楝肉一两炒。炒后拣出枸杞，加熟地黄、白术、白茯苓各一两，共研为末，加炼蜜做成丸子，每天服适量。此方名'四神丸'，用以治疗肾经虚损，眼目昏花，或云翳遮睛。"李时珍对枸杞子的功效进行了细致总结："子则甘平而润，性滋而补，不能退热，只能补肾润肺，生精益气。此乃平补之药，所谓精不足者、补之以味也。分而用之，则各有所主；兼而用之，则一举两得。世人但知用黄芩、黄连苦寒以治上焦之火；黄柏、知母苦寒以治下焦阴火。谓之补阴降火，久服致伤元气。而不知枸杞、地骨甘寒平补，使精气充而邪火自退之妙，惜哉！"

《小圃五咏》（其三）——《枸杞》

[宋] 苏轼

神药不自閟，罗生满山泽。

日有牛羊忧，岁有野火厄。

越俗不好事，过眼等茨棘。

青蒌春自长，绛珠烂莫摘。

短篱护新植，紫笋生卧节。

根茎与花实，收拾无弃物。

大将玄吾鬓，小则饷我客。

似闻朱明洞，中有千岁质。

灵庬或夜吠，可见不可索。

仙人倘许我，借杖扶衰疾。

枸杞子自古就是补益疗虚的良药，历代本草著作对其功效论述甚多。枸杞子一直被誉为"补肾圣品"，是中医用来治疗肝肾阴亏等病症的首选药味之一。枸杞子性平，于寒、凉、温、热四性之外，适合一年四季长期食用，长于滋阴补阳、养肝明目、生精润发。历代医家所言颇多：

"俗云枸杞善能治日，非治目也，能壮精益神，神满精足，故治目有效。又言治风，非治风也，能补血生营，血足风灭，故治风有验也。"

"枸杞当用梗皮，地骨当用根皮，枸杞子当用其红实，是一物有三用……今人多用其子，直为补肾药，是曾未考究经意，当更量其虚实冷热用之。"

——《本草衍义》

"枸杞子，《圣济》以一味治短气，余谓其专补心血，非他药所能及也。与元参、甘草同用名坎离丹，可以交通心肾。"

——《重庆堂随笔》

"枸杞，平补而润，甘平。润肺清肝，滋肾益气，生精助阳，补虚劳，强筋骨，去风明目，利大小肠。"

——《本草备要》

"枸杞，味重而纯，故能补阴，阴中有阳，故能补气。所以滋阴而不致阴衰，助阳而能使阳旺。"

——《本草正》

"枸杞子，润而滋补，兼能退热，而专于补肾、润肺、生津、益气，为肝肾真阴不足、劳乏内热补益之要药。"

——《本草经疏》

"按枸杞平而不热，有补水制火之能。"

——《本草通玄》

从古至今，诸多文献记载枸杞子能治"消渴"。所谓"消渴"是中国传统医学的病名,是指以多饮、多尿、多食及消瘦、疲乏、尿甜为主要特征的综合症状,即现代临床上的常见病——糖尿病。历代相关文献记载很多,兹选取代表性论述附列于后,以供略窥其貌:

"枸杞子,补肾益精,水旺则骨强,而消渴、目昏、腰疼膝痛无不愈矣。"

——《本草通玄》

"其功则明耳目,添精固髓,健骨强筋,善补劳伤,尤止消渴,真阴虚而脐腹疼痛不止者,多用神效。"

——《本草正》

"味甘、苦,气微温,无毒。甘肃者佳。入肾、肝二经。明耳目,安神,耐寒暑,延寿,添精固髓,健骨强筋。滋阴不致阴衰,兴阳常使阳举。更止消渴,尤补劳伤。"

——《本草新编》

"枸杞,甘寒性润。据书皆载祛风明目,强筋健骨,补精壮阳,然究因于肾水亏损,服此甘润,阴从阳长,水至风息,故能明目强筋,是明指为滋水之味,故书又载能治消渴。"

——《本草求真》

目前,枸杞子作为药食两用的代表性药材之一,几乎已成为家家户户的常备之物。《中华人民共和国药典》(简称《中国药典》)记载枸杞子具有滋补肝肾、益精明目的功效,可用于治疗虚劳精亏、腰膝酸痛、眩晕耳鸣、阳痿遗精、内热消渴、血虚萎黄、目昏不明。

二、枸杞子的食用价值

枸杞子富含多种人体必需的营养物质，如糖、蛋白质、氨基酸、粗脂肪、维生素、矿物质等（图1-1），日常生活中食用枸杞子有增强免疫力、保肝明目和延缓衰老等作用。枸杞子所含糖类成分，尤其是多糖类成分（可达枸杞子干重的5%左右）能改善和调节人体的新陈代谢和内分泌功能，促进蛋白质合成，并加速肝脏解毒和受损肝细胞的修复；能够增加肌糖原和肝糖原的贮备量，提高人体活力，起到增强学习记忆能力和抗疲劳的作用。另外，枸杞多糖还可用于增强免疫力、抗肿瘤、生殖保护、明目护眼、预防"三高"和防辐射等。枸杞中含有大量维生素C，如枸杞鲜果中维生素C的含量是柑橘的500倍，具有较强的抗氧化能力，不仅能够降低血清胆固醇和三酰甘油的含量，减轻或防止动脉粥样硬化，治疗高血压，还能促进胶原蛋白的合成。同时，维生素C可以用来美白，枸杞因为含有大量维生素C，其美容养颜的功效不容忽视，适量进食枸杞子可以让皮肤变得更加红润透亮有光泽。枸杞子中含有的大量胡萝卜素（如β-胡萝卜素等）和多种维生素（如维生素A、维生素B_1、维生素B_2、维生素C、

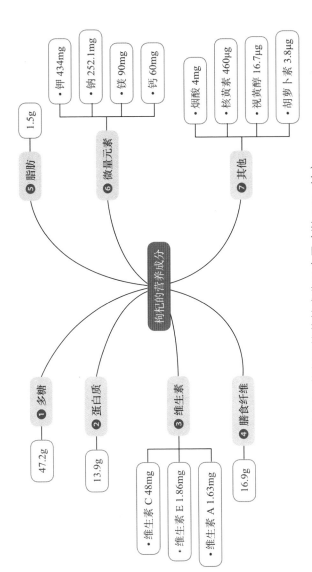

图 1-1 枸杞子的营养素成分及含量（以 100g 计）

- 多糖 ❶ — 47.2g
- 蛋白质 ❷ — 13.9g
- 维生素 ❸
  - 维生素 C 48mg
  - 维生素 E 1.86mg
  - 维生素 A 1.63mg
- 膳食纤维 ❹ — 16.9g
- 脂肪 ❺ — 1.5g
- 微量元素 ❻
  - 钾 434mg
  - 钠 252.1mg
  - 镁 90mg
  - 钙 60mg
- 其他 ❼
  - 烟酸 4mg
  - 核黄素 460μg
  - 视黄醇 16.7μg
  - 胡萝卜素 3.8μg

枸杞子的营养成分

维生素 E 等），以及钙、铁等有益于眼睛的营养物质，保证了枸杞子具有良好的明目作用，因此枸杞子又有"明眼子"的俗称。枸杞子中 19 种氨基酸（含 8 种必需氨基酸）总含量超过10%，以不饱和脂肪酸为主的粗脂肪含量在 10% 左右。这些营养物质，对促进代谢、改善肝功能和心脏功能大有裨益。

枸杞子不仅营养丰富，而且不像其他中药有特殊的药材异味或苦涩味，它甘甜可口，适用人群较广，且可加工制成各种食品、饮料、药酒和保健品等，在烹饪煲汤或煮粥时也经常加入。所以枸杞子自古以来就是人们食用、保健的珍品与佳酿美酒原料。枸杞子用来泡茶由来已久，宋代白玉蟾写的题为《谢叶文思惠茶酒》诗中有"先将茶醵薰酒，却採枸杞烹茶"这样的佳句，明代良琦在《冬日过练川黄东溪隐居》诗中写道："枸杞子香浮茗碗，枇杷花气杂炉薰。"现在人们更是将枸杞子作为常用代茶饮以滋补养生。

尝枸杞

[宋] 杨万里

芥花菘薹饯春忙，夜吠仙苗喜晚尝。

味抱土膏甘复脆，气含风露咽犹香。

作齐淡著微施酪，笔茗临时莫过汤。

却忆荆淡古城上，翠条红乳摘盈箱。

枸杞红枣茶 由红枣、枸杞子组成，加入开水煮约 5 分钟，可酌情添加冰糖。枸杞子可滋补肝肾、明目，润肺止渴，使人面色红润；红枣有补中益气、滋脾土、润心肺、生津液、悦颜色之效。

枸杞决明茶 由枸杞子、苍术、决明子组成，水煎代茶，对减轻体重、降低血脂有一定作用。

天雁枸杞茶 由杭白菊、枸杞子各 10g 加入沸水 10 分钟后便可饮用，有清热利湿、化痰逐饮、润肠通便、抑制食欲、促进脂肪代谢、降低血脂的作用。

随着社会的发展以及科学的进步，人们日益追求方便快捷的现代生活，同时也想享受到枸杞子的各种保健功效，于是应运而生了很多枸杞子类饮品，如用枸杞子鲜果为原料，经加工制成果肉饮料、果浆、100% 枸杞汁、枸杞饮料等不同类型，让人们随时随地就可以获得枸杞子鲜果的各种主要功能成分及营养物质。

聪慧的古人不仅将枸杞子以煎水代茶的形式饮用，又发现以酒作为溶媒时更能增强枸杞子的保健功效，并有古书记载认为枸杞子酒"补虚弱，益精气，去冷风，壮阳道，止目泪，健腰脚"。在元代的《大德重校圣济总录》中记载有一治精血虚损，使人变白身轻，乌髭发的枸杞子酒方，即"枸杞子（二斤）、生地黄（汁三升），每以十月壬癸日，面东采枸杞子，先以好酒二升，于瓷瓶内浸二十一日了，开封再入地黄汁不犯生水者同浸，勿搅之，却以纸三重封头，候至立春前三十日开瓶，空心暖饮一杯，至立春后髭鬓却黑，勿食芜荑葱"。现代枸杞制酒工艺得到了很好的传承并发扬光大，枸杞子单用或配伍其他药材，由此开发出各种各样的具有不同功效和特色的枸杞酒。

枸杞子酒

配料：枸杞子 250g，白酒 1 500ml。

制法：将枸杞子择除杂质，洗净晾干，放入装有白酒的酒罐中，密封，浸泡 7 ~ 10 日。

用途：补益五脏、益寿延年、强壮驻颜。

熟地枸杞酒

配料：熟地黄 55g，山药 45g，枸杞子 50g，茯苓 40g，山茱萸 25g，炙甘草 30g，黄酒 1 000ml。

制法：用 200ml 水和黄酒一起煎煮 30 分钟，待药渣下沉后，过滤，用纱布另包过滤后的药渣，仍浸泡在药酒中。

用途：滋阴补肾。

党参枸杞酒

配料：党参 5g，枸杞子 25g，米酒 500ml。

制法：将党参拍裂切片，枸杞子洗净晾干，共置容器中，加入米酒密封，浸泡 7 日。

用途：补气健脾，养肝益胃。

枸杞生地酒

配料：枸杞子125g，生地黄150g，白酒2 500ml。

制法：将枸杞子与生地黄加工捣碎，共置于干净瓶中。将白酒倒入瓶内，加盖密封，经14日后开封，置阴凉干燥处。

用途：滋阴补肾、养肝明目。

黄精枸杞酒

配料：制黄精120g，枸杞子60g，糯米2 000g，酒曲适量。

制法：将各味药水煎2次后浓缩成药汁，再将糯米蒸熟，加入药汁与酒曲按常法酿酒。

用途：养血滋肾，适用于病后阴血亏虚、头晕眼花、消瘦乏力、腰酸耳鸣。

核桃枸杞酒

配料：核桃仁200g，枸杞子200g，红糖50g，优质黄酒500ml。

制法：将各味用黄酒浸泡2日。

用途：补肾、活血通经，适用于月经后期舌淡苔薄、脉弱者。

桑椹枸杞酒

配料：桑椹50g，枸杞子50g，黑芝麻15g，糯米酒适量。

制法：将各味药洗净沥干，放入糯米酒中，封存 7 日。

用途：滋补肝肾。

枸杞山药酒

配料：枸杞子 150g，山药 50g，黄芪 20g，生地黄 30g，麦冬 20g，酒曲 30g，糯米 200g。

制法：将各味药粉碎成粗末，加水 1 000ml 置文火上煮沸，放凉后备用；将酒曲加工成细末，备用；将糯米加水适量蒸熟，放凉后倒入药坛内，加入药液与酒曲，搅匀后密封，置保温处，经 14 日后去渣。

用途：滋补肝肾、益气生津，适用于腰膝酸软、头昏目眩、精神不振者。

人参枸杞酒

配料：人参 20g，枸杞子 300g，冰糖 400g，白酒 5 000ml。

制法：将人参烘烤切片，枸杞子洗净晾干，放入纱布袋中备用。冰糖用适量水加热溶化至沸腾，炼至色黄时，趁热用纱布过滤去渣备用。白酒装入坛内，将装有人参、枸杞子的布袋放入酒中，加盖密封浸泡 10 ~ 15 日，每日摇一次，泡至药味尽溢出，取出药袋，用细布滤除沉淀物，加入冰糖搅拌均匀。

用途：强壮抗老、补阴血、乌须发、壮腰膝、强视力、通经，适用于病后体虚及贫血、营养不良、神经衰弱等。

古人不仅将枸杞子用来烹茶制酒，还常将枸杞子作为有保健作用的食材煲汤做羹，如唐代寒山写的《诗三百三首》中有"暖腹茱萸酒，空心枸杞羹"之佳句，宋代周文璞写的《既离洞霄遇雨却寄道友》诗中有"重来只要斋盏饭，副以常堂枸杞羹"。宋代诗人陆游中年时期两目昏花、视物模糊，听闻常吃枸杞子可以明目，便开始用枸杞子泡茶或做羹汤食用，果然视力恢复，依然读书写诗不辍，并特为此作《玉笈斋书事》诗一首：

> 雪霁茆堂钟磬清，晨斋枸杞一杯羹。
>
> 隐书不厌千回读，大药何时九转成？
>
> 孤坐月魂寒彻骨，安眠龟息浩无声。
>
> 剩分松屑为山信，明日青城有使行。

如今，人们在烹饪过程中也爱添加枸杞子，民间流传有"要想眼睛亮，常喝枸杞汤"的俗语。李时珍曾在《本草纲目》中写道："羊肉能暖中补虚，补中益气，开胃健身，益肾气，养胆明目，治虚劳寒冷，五劳七伤。"羊肉配伍枸杞子，能增强补肾明目功效。按照中国人的习惯，从立冬开始至冬至前后是对身体"进补"的大好时节，大家称为"补冬"，有些地区便有习俗在冬至这天喝枸杞羊肉汤以温补祛寒、补益肝肾。现今枸杞子药膳众多，特选部分列于下文，以飨读者。

枸杞豆浆粥　枸杞子 30g、豆浆 50ml、粳米 100g。先将枸杞子洗净，放入锅内；将粳米洗净，放入锅内，加水1 000ml熬煮，米熟后加入豆浆搅拌即可食用。此粥可用来补益肝肾、和养胃气。适用于身体虚弱、久病、手术后调养，以及性功能障碍、腰脚无力者。

枸杞羊肉汤　取羊肉1 000g，放入锅内煮透，捞出用冷水洗净，切成3cm长的方块。锅热后放羊肉，用姜片煸炒，烹入料酒炝锅，炒透后一齐倒入砂锅内，放入枸杞子20g，以及葱、盐等佐料。锅开后加盖，用小火炖，至羊肉熟烂为佳。此汤可益精补肾、壮阳强身，适用于阳痿、早泄、月经不调、性欲减退者。

枸杞红枣汤　枸杞子30g、红枣8g、蜂蜜20ml。先将枸杞子洗净，浸泡10分钟后放入锅内。红枣洗净去核，放入锅内。加水500ml，熬煮20分钟后，加入蜂蜜拌匀即可食用。可用来补肝滋肾、养血明目，适用于肝肾阴虚引起的头晕目眩、视力减退、耳鸣耳胀、腰膝酸软、脱发及肠燥便秘。

天麻枸杞瘦肉粥　天麻、枸杞子各12g，猪瘦肉、粳米各100g，精盐少许。将天麻、枸杞子洗净，天麻切成薄片，猪瘦肉洗净，切成丝状，粳米淘洗干净。粳米入锅，加清水1 000ml，置武火上烧沸腾后，再加入天麻、枸杞子、猪瘦肉、精盐，如常法煮粥，粥熟即成。此粥滋阴潜阳、平肝降压，适用于高血压病之肝肾阴虚型，症见头晕目眩者。

杞麦蒸仔鸡 枸杞子 15g，麦冬 30g，仔母鸡 1 只，葱、生姜、精盐、料酒、胡椒面、味精各适量。将仔母鸡宰杀后，剖腹去内脏，洗净，葱切成段，姜洗净后切片。将仔母鸡焯水，捞出后用凉水冲净，沥尽水分。将枸杞子、麦冬装入鸡腹内，再将鸡腹部朝上，放入盆中，加葱、生姜、精盐、料酒、胡椒面，将盆盖好，用湿绵纸封住盆口，上笼蒸 2 小时左右取出。将封盆口的绵纸揭去，拣去姜片、葱段，再加入味精，调好味即可食用。此菜可滋肾养阴、补虚生精。

抗衰养颜汤 田鸡腿肉 60g，猪腰一对，鱼鳔胶 12g，枸杞子 15g，生姜、精盐适量。将用料洗净，鱼鳔胶泡软，猪腰去筋膜洗净，加水适量，文火煮约 2 小时，加精盐调味即可。吃肉喝汤，随量食用，可旺气血、去皱纹、美容颜，适用于体弱、早衰及中老年人体虚畏寒、妇女产后等。

花生杞枣鸡蛋汤 花生仁 100g，枸杞子 15g，红枣 15g，鸡蛋 2 个，红糖适量。先将花生仁、枸杞子、红枣、鸡蛋放入锅里同煮，待鸡蛋煮熟后去壳，再煮 5~8 分钟即可。吃蛋喝汤，可益气养血、滋阴润燥，适用于各种贫血及妇女月经不调、产后体虚等。

枸杞爆肝尖 取枸杞子 30g，平均分成 2 份。一份煎汁 30ml，一份放在碗中蒸 30 分钟。将 250g 猪肝切成薄片，用蛋清、水、淀粉和适量细盐拌匀，将锅烧热，用猪油过一下，至猪肝发亮时捞出。倒出余油，把调料和蒸熟的枸杞子下锅，同时倒入枸杞汁，用勺搅匀，入肝尖爆炒，可养肝、补血、明目。

三、枸杞子的文化价值

枸杞及其果实枸杞子伴随绵延千年的中华文化传承至今，形成了丰富多彩、引人入胜的枸杞文化。最早见于殷商时期的甲骨文，甲骨卜辞中关于殷商时期农事生产的内容颇多，并记录有"黍""稷""麦""稻""杞"等农作物的丰歉。在甲骨卜辞中"杞"可能来源于对人生命具有神奇作用的"杞树"的崇拜。又有纪传体通史名著《史记》和《通志》记载："杞氏为夏禹之后"，由此更能看出古人对"杞"致以非常崇高的敬意。

《诗经》作为中国最早的诗歌总集，多有与枸杞有关的记载，且大多将"杞"与父母、爱情相互关联，其中如《小雅·四牡》中"翩翩者雕，载飞载止，集于苞杞。王事靡盬，不遑将母"，《小雅·北山》中"陟彼北山，言采其杞。偕偕士子，朝夕从事。王事靡盬，忧我父母"。提到枸杞的诗句也都提到了"父母"，以此可见古人便将出门在外迫不得已的人，对于家中父母的思念以及无暇照顾老人的遗憾寄托在枸杞之上，以此表达出渴望回家团聚以及极度思念的内心哀伤。

《小雅·南山有台》与《小雅·湛露》中，以枸杞等树比兴，来颂扬君子高贵的身份、显赫的地位、敦厚的美德以及英武潇洒的气质。《小雅·四月》中则用"山有蕨薇，隰有杞桋。君子作歌，维以告哀"，以山地荒野中的几种苦寒植物比兴，来抒发自己痛苦不堪的心情。枸杞以其得天独厚的外形和延寿健体的功效，不仅为"不知灵药根成狗，怪得时闻吠夜声""枝繁本是仙人杖，根老能成瑞犬形""千岁蟾蜍犹得仙，百年枸杞足延命"等诗词所歌咏，还获得了琳琅满目的美誉头衔。因为枸杞子易得，无须烦琐的炮制工艺便可食用，且性平无毒，所以在古代除作为中药用以治病外，经史子集、诗词歌赋、笔记小说、稗闻野史、民间传说中也多有"服用枸杞子长生不老"这类形象化强调枸杞子可延年益寿的记述。

楚州开元寺北院枸杞临井繁茂可观群贤赋诗因以继和

[唐] 刘禹锡

僧房药树依寒井，井有香泉树有灵。

翠黛叶生笼石甃，殷红子熟照铜瓶。

枝繁本是仙人杖，根老新成瑞犬形。

上品功能甘露味，还知一勺可延龄。

枸杞子多为红色，又名红耳坠、血枸子等，而红色在我国自古以来就象征着喜庆吉祥，因此枸杞也成为中华民俗文化八大吉祥植物之一。古人云"吉者，福善之事；祥者，嘉庆之征"，在很多民俗文化中可见看到用菊花和枸杞作画，称之为"杞菊延年图"，以示吉祥如意。现如今也有好多地方过腊八节，将洗净的豆子、泡圆的红枣以及枸杞等各式稻米谷粒放在一起，祈求吉利。枸杞不仅外表鲜红好看，又极具药用价值与保健作用，从《诗经》问世到唐宋时期，再到明清，不乏有许多描写枸杞的诗歌。如唐代诗人陆龟蒙在家的前屋后庭广种枸杞与菊花，其一便是为作观赏，其二亦可作食养，并写下一篇清新隽秀的《杞菊赋并序》：

天随子宅荒少墙，屋多隙地，著图书所，前后皆树以杞菊。春苗恣肥，日得以采撷之，以供左右杯案。及夏五月，枝叶老硬，气味苦涩，旦暮犹责儿童辈拾掇不已。人或叹曰："千乘之邑，非无好事之家，日欲击鲜为具以饱君者多矣。君独闭关不出，率空肠贮古圣贤道德言语，何自苦如此？"生笑曰："我几年来忍饥诵经，岂不知屠沽儿有酒食邪？"退而作《杞菊赋》以自广云。

惟杞惟菊，偕寒互绿，或颖或苕。烟披雨沐，我衣败绋，我饭脱粟，羞惭齿牙，苟且粱肉，蔓衍骈罗，其生实多。尔杞未棘，尔菊未莎。其如予何，其如予何？

再如宋代周文璞写的诗《金牛洞》中写道："岗头春已半，枸杞如点血。"还有杨万里写的《晴望》中写道："枸杞一丛浑落尽，只残红乳似樱桃。"都体现出大家对于枸杞的喜爱。而且，一般对枸杞的歌咏始终贯穿着以人为本、关爱生命、升华生活的主题。

自古以来，杞、菊成为一种追求、一种品格的象征、一种情操的写照，成为文人骚客吟咏颂赞的对象，这一点曾使博晓古今的苏东坡百思不解，"始余尝疑之。以为士不遇，穷约可也。至于饥饿，嚼啮草木，则过矣。"然而，在熙宁年间，当苏东坡自己也不得不"循古城废圃，求杞菊食之"时，才"然后知天随生之言可信不缪"，于是《后杞菊赋》便应运而生了。

天随生自言，常食杞菊。及夏五月，枝叶老硬，气味苦涩，犹食不已。因作赋以自广。始余尝疑之。以为士不遇，穷约可也。至于饥饿，嚼啮草木，则过矣。而予仕宦十有九年，家日益贫，衣食之奉，殆不如昔者。及移守胶西，意且一饱，而斋厨索然，不堪其忧。日与通守刘君廷式，循古城废圃，求杞菊食之，扪腹而笑。然后知天随生之言可信不缪。作《后杞菊赋》以自嘲，且解之云。

吁嗟先生，谁使汝坐堂上，称太守？前宾客之造请，后掾属之趋走。朝衙达午，夕坐过酉。曾杯酒之不设，揽草木以诳口。对案颦蹙。举箸喧呕。昔阴将军设麦饭与葱叶，井丹推去而不嗅。怪先生之睊睊，岂故山之无有？先生听然而笑曰："人生一世，如屈伸肘。何者为贫？何者为富？何者为美？何者为陋？或糠核而瓠肥，或粱肉而墨瘦。何侯方丈，庾郎三九。较丰约于梦寐，卒同归于一朽。吾方以杞为粮，以菊为糗。春食苗，夏食叶，秋食花实而冬食根，庶几乎西河南阳之寿！"

除了上述精神文化价值之外，由于枸杞的现代大规模种植和广泛应用，也出现了很多物质文化。在物质层面，既包括直观的各种生产枸杞的实体基地，如种植基地、大棚、生产车间、生产工具与生产设施等；也包括利用枸杞生产的各种产品，具体可涵盖临床治疗、餐饮、销售、文化交流等过程所生产和使用的各种产品，如枸杞提取物、枸杞晶、枸杞糖、枸杞茶、枸杞果汁、枸杞果干等，以及以枸杞为原料所开发的各种医药产品、化妆用品、保健用品、功能食品等。

枸杞的人工驯化"早于唐，兴于宋，盛于明清，发展于当代"，与枸杞有关的本土文化遗迹，即因生产流通、产业发展而形成并留存至今的各种有关枸杞的历史遗迹，也是枸杞文化价值的重要载体和体现。如位于现今西安城东门外东关南街古新巷一带的"古迹岭"，有人认为是由"枸杞岭"演变而来的。在那一带脊岭中，历史上曾成片生长野枸杞木，旺盛的枸杞成为一道风景线，因此特点而得名。在现代位于世界"四大超净区"之一的青海柴达木盆地的都兰县，结合国家"一带一路"倡议，重点打造黄金、枸杞、新能源三个重点支柱产业基地，成为高原文化旅游名县，将枸杞的精深加工与旅游文化相融合，发展枸杞文化价值的同时又实现效益的最大化，实现双赢。

2016 年 7 月由甘肃省白银市人民政府、甘肃省广播电影电视总台联合主办"大美靖远 枸杞红了——第二届白银靖远枸杞爱心采摘节文艺晚会"，杨玉鹏作词，赛音作曲，专为晚会创作了主题歌《枸杞红了》。歌词以"枸杞红了"贯穿全文，表现出当地乡亲对于红彤彤的枸杞大丰收的喜悦，以及淳朴而又热情好客的性格。同名电视剧《枸杞红了》，讲述了当地年轻人通过自身努力充分发掘改良宁夏本地特产——枸杞，带领乡亲们走上脱贫致富道路，实现人生目标的故事。情节感人，富有教育意义。附《枸杞红了》歌词：

乌兰山昂起头，深情远眺，

黄河来到这里，唱起歌谣；

唱开了乌兰花，唱绿了红土地，

唱得咱靖远的枸杞红了！

枸杞红了，枸杞红了，

红了多少情，年年魂牵梦绕；

枸杞红了，枸杞红了，

红了乡亲的笑容，写的都是自豪！

羊羔肉上桌了，十里香飘，

迎来四海朋友，握手今朝；

说的是故事长，聊的是地方好，

夸的是靖远的枸杞红了！

枸杞红了，枸杞红了，

红了多少梦，我们携手奔跑；

枸杞红了，枸杞红了，

红了丰收的日子，明天越过越好！

第四节　枸杞子的产业

枸杞子是茄科植物宁夏枸杞 *Lycium barbarum* L. 的成熟果实，具有显著的保健功效，是著名的药食两用品种。随着枸杞子药用、食用需求增加，甘肃、青海、新疆、河北和内蒙古等地也陆续开始引进枸杞进行人工栽培。随着科学技术的不断进步和市场对产品质量的不断提高，进入21世纪，枸杞经历了无公害生产、绿色生产和有机生产3个种植历程，我国枸杞产业在此基础上发展迅速，产量和种植面积均居世界第一。其中，宁夏全区枸杞种植面积达100万亩（1亩 ≈ $667m^2$），占全国枸杞总面积的33%，已成为全国枸杞产品质量最好、生产技术最优、品牌优势最突出的核心产区；甘肃省将枸杞作为退耕还林的首选树种，已经成为枸杞第二大产区；青海省有机枸杞种植面积18万亩，成为全国最大的有机枸杞生产基地。

一、宁夏枸杞子产业

天下黄河富宁夏，宁夏枸杞甲天下。枸杞子为宁夏"五宝"之一，是宁夏的区域符号、特色产业和文化品牌，也是宁夏的一张"红色名片"。

相较于其他产地，宁夏枸杞种植历史悠远。但曾几何时，曾经风光无限的宁夏枸杞几乎被其他省区的枸杞种植和加工产业挤垮。据原林业部调查结果显示，1995年底全国枸杞种植面积主要省区排序为：内蒙古28.5万亩，新疆12.8万亩，河北2.2万亩，宁夏1.5万亩。这一时期，宁夏枸杞的市场占有率持续低迷，究其原因主要包括：种植农户对市场经济认识不深，对枸杞子的需求量不了解；没有形成规模化生产，未能充分发挥其地理、资源和技术等优势；科研投入不足，深度加工不够；宣传力度不大等。此后，在自治区党委和人民政府的重视下，宁夏的科技工作者对传统的枸杞栽培技术进行改进，引入农业机械化作业，提高了管理效率，降低了劳动成本，实现了枸杞的集约化种植栽培格局，并为全国种植枸杞提供技术支持。在政策的推动下，宁夏采取了"政府＋科技"的运行机制，启动"优质品牌枸杞基地建设项目"，制定了一系列优惠政策，加大了对枸杞产业的投入和扶持力度。

21 世纪初期，宁夏回族自治区采取多项举措：①连片开发，推进枸杞规模化种植，形成了清水河流域、卫宁灌区、银川河套、银北地区四大枸杞集中产区；②选育优良品种，淘汰沿用多年的小麻叶等低产品种，推广自行培育的高产品种宁杞 1 号和大麻叶优系；③总结推广优质高效栽培技术，推进枸杞集约化管理。此项举措使得枸杞单位面积产量由 70kg/ 亩增长至 200kg/ 亩；④应用先进技术，提高枸杞产区商品化处理水平。推广油脂冷浸鲜果处理及热风烘干两项技术，既可保持枸杞子营养成分，缩短制干时间，又能有效地清除果实表面化肥、农药等，提高了枸杞子质量和等级率；⑤适应市场需求，开启枸杞子无公害生产。经过多方共同努力，2002 年宁夏枸杞种植面积达 20 余万亩，比 1995 年扩大了 13 倍，产量达到 2 万余吨，超过 20 世纪 90 年代 10 年间产量的总和。在政府推动和百姓积极配合的过程中，宁夏枸杞的产业化逐步成型。

2003 年枸杞产业被列为宁夏农业战略性第一主导产业，宁夏制定出台了一系列扶持政策和发展措施，有力地推动了宁夏枸杞种植面积的持续扩大，达到 32 万亩，产量约 4 万吨。至 2019 年底，宁夏枸杞种植面积高达 100 多万亩，良种覆盖率达 95% 以上，占全国枸杞种植面积的 33%，产量达到 14 万吨（图 1-2、图 1-3）。

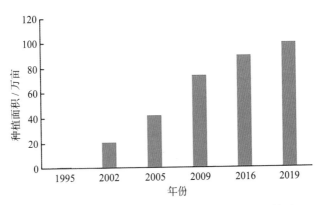

图 1-2　1995—2019 年宁夏枸杞种植面积发展情况

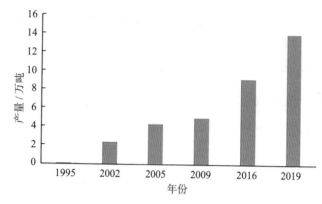

图 1-3　1995—2019 年宁夏枸杞总产量变化情况

宁夏枸杞的产业化进程中，提升产品附加值和打造多元产业链亦不可或缺。为提升宁夏枸杞的附加值，一批枸杞深加工企业应势而生，实现了枸杞由单一生产转向生产、加工、销售的一体化经营。逐步建成多个国家级研发中心和国家级枸杞种质资源圃，成功研制出枸杞浓缩汁、芽茶、籽油和功能粉等多种产品，有近百个枸杞制品获得绿色产品认证，诞生了一大批知名品牌，制造产值超过枸杞干果。其中，"锁鲜枸杞"突破了传统枸杞干燥工艺中对枸杞天然保护膜的破坏，是枸杞制干技术上的一次突破性革命，引领宁夏枸杞产业步入高质量发展新时代。

同时，打造基于枸杞产业的枸杞观光园、枸杞博物馆等多元产业链，在宁夏枸杞产业化中也功不可没。坐落于银川市的中国枸杞博物馆主要展示中国及宁夏枸杞历史文化、产业分布、科研成果、枸杞农耕工具及食用器具、宁夏枸杞系列产品及特色旅游产品等，而中宁县的中国枸杞博物园，则致力于打造集枸杞观光、休闲、商贸、体验为一体的现代旅游商品中心景区。依靠政府制定政策引领推动，百姓积极配合种植生产，辅以多元化的附加产品种类和观光体验为一体的生态旅游业，较大程度地促进了宁夏枸杞的产业化，并且成功塑造了"宁夏枸杞"的品牌效应，使枸杞成为宁夏鲜活的地方名片。

二、甘肃枸杞子产业

甘肃省是国内第二大枸杞产区。枸杞产业是甘肃省近20年新发展起来的产业，已成为甘肃省经济的支柱产业和富民产业。2006年，甘肃省将枸杞列入七个优良土树种繁育项目之一，出台了一系列政策刺激枸杞产业的发展，如将枸杞纳入退耕还林项目等，并在全省建成景泰、靖远、瓜州、玉门4个试点种植区。

（一）景泰枸杞子产业

1998年，为了治理1.3万亩良田盐碱化问题，甘肃省景泰县草窝滩镇从宁夏回族自治区中宁县引种栽培50亩枸杞，获得初步成功，此后逐渐增加引种栽培面积。2005 年，在景泰县县委县政府的大力支持下，草窝滩镇新增枸杞 0.6 万亩，全镇枸杞总面积超过 1 万亩，实现了生物治碱和经济增长的双丰收。到 2016 年，景泰枸杞栽培面积增长到 8 万亩，占全县经济林面积的 38%，干果产量达 7 200 吨以上。至今，景泰县枸杞种植面积实现了从 0 到 10 万亩的增长，年产量达到 2.6 万吨，成为景泰县特色林果产业。

科技与农业的结合也是景泰县枸杞产业的重要环节。2010 年景泰县和甘肃省属高校合作，成功建成集热风、清洗、分级色选及包装于一体的枸杞热风制干生产线，可以实现日制枸杞干果 8 吨。2015 年又以企业为主体，建成几十个枸杞烘干棚和烘干生产线。与此同时，各乡镇农业大户也开始自制烘干棚，缓解了枸杞晾晒制干较为困难的问题。与宁夏枸杞产业化相似，景泰县也致力于提升产品附加值和打造多元产业链。少数龙头企业尝试研发枸杞醋、枸杞果酒、枸杞原汁、浓缩浆等系列产品。

（二）靖远枸杞子产业

1999 年，枸杞栽培技术在靖远县北部乡村开始试种推广，经济效益明显，很快进行大面积推广，被列入全县"壮大三大产业，建设六大基地"的总体规划。2008 年，靖远县质量技术监督局把农业标准化工作和地理标志保护工作作为工作中的重点。2013 年 7 月，《地理标志产品·靖远枸杞》标准通过相关部门审定，规范了靖远枸杞生产、提高枸杞产品质量、扩大品牌效益。

2010 年之前，靖远枸杞种植面积达 7 万亩，干果产量达到 1.35 万吨，占靖远县农业总产值的 20%。在 2013—2019 年的 7 年间，靖远县枸杞种植面积从 9 万亩增长至 27.2 万亩，增长 202.22%；产量从 2.2 万吨增长至 5.69 万吨，增长 158.64%（图 1-4、图 1-5）。带动全县 1.6 万户、10 余万农民脱贫致富。

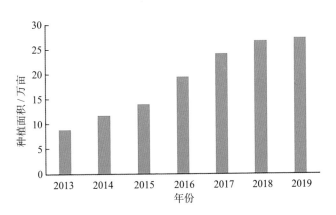

图 1-4　2013—2019 年靖远枸杞种植面积发展情况

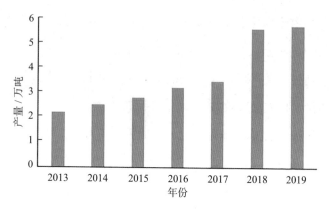

图 1-5　2013—2019 年靖远枸杞总产量变化情况

（三）瓜州枸杞子产业

20 世纪 80 年代，按照"一次性导入新兴产业"的发展思路，瓜州县引进了枸杞进行种植。2008 年，随着瓜州县将枸杞产业列为全县六大重点产业之一，制定出台优惠扶持政策，增加集体、个人投资，枸杞产业的规模不断扩大。目前，枸杞产业已在全县遍地开花，13 个农业乡镇全部推广栽植。截至 2011 年全县累计栽植枸杞面积 2.4 万亩，干果总产量 1 390 吨。2012 年种植面积增加到 5 ~ 6 万亩，翻了一倍。2013—2019 年的 7 年间，瓜州县枸杞种植面积从 7 万亩增长至 20 万亩，产量从 4 118 吨增长至 16 万吨（图 1-6、图 1-7）。2019 年，瓜州县建成占地 1 200 亩的枸杞标准化生产示范基地，涉及种植户 130 户。提出"建大基地、树大品牌、育大龙头、占大市场"的发展思路，推进枸杞产业龙头企业提档升级，引领瓜州县枸杞产业良好发展，全面实现了"生态增效、经济增收"的双赢目标。

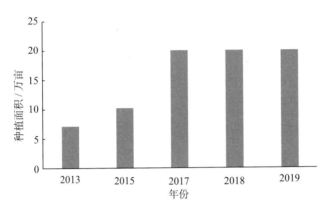

图 1-6　2013—2019 年瓜州枸杞种植面积发展情况

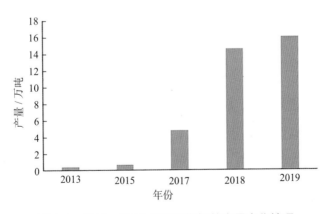

图 1-7　2013—2019 年瓜州枸杞总产量变化情况

（四）玉门枸杞子产业

2006—2008 年，通过政府引导、政策支持，玉门市开始大力发展枸杞产业。此后十年间，玉门市很快形成了以花海镇片区、下西号镇为主的枸杞老产区和以赤金镇、昌马镇等乡镇冷凉灌区为主的新产区。2017 年，玉门枸杞的种植面积达到了 23 万亩，枸杞总产量 2 万吨，枸杞生产加工企业 20 余家，注册枸杞商标 20 余个。2018 年总产量达 2.403 万吨。2019 年 6 月，农业农村部正式批准对"玉门枸杞"实施农产品地理标志登记保护。

三、青海枸杞子产业

青海省枸杞集中在柴达木盆地的都兰、德令哈、格尔木、乌兰、柴旦等地，气候高寒缺氧、空气干燥、日照充足，独特的自然地理环境为枸杞的生长提供了得天独厚的条件，又被称为"柴杞"。20 世纪 60 年代，诺木洪农场利用当地的资源对野生枸杞进行驯化，成为柴达木盆地及青海省栽培枸杞的历史起点。20 世纪 70 年代，毛泽东主席将青海枸杞作为礼物赠送东南亚大使。但直至 2005 年，青海枸杞产业多年发展缓慢，种植面积仅为耕地面积的 3%，约 3.77 万亩，总产量 1 000 吨。2007 年随着枸杞子市场大热，青海省开始有规划地种植枸杞。

2008 年，青海省属科研院所成功培育出适合当地栽培的枸杞新品种，该新品种枸杞更能适应高原环境，得到了广泛的推广种植。截至 2011 年种植面积达到了 20 万亩。2014 年进一步增长至 30.45 万亩，干果总产量达到 5 万吨。到 2018 年，青海枸杞种植面积为 50 万亩，产量达到 8.27 万吨（图 1-8、图 1-9）。

为了在众多枸杞产业中脱颖而出，2016 年，青海省提出"绿色"和"有机"是枸杞产业的未来。为此，组织青海省属科研力量研制了高原生态有机枸杞栽培技术，创建了枸杞产品安全质量溯源体系。至 2019 年底，青海省通过第三方认证有机枸杞产品面积 9 万亩，成为全国最大的有机枸杞种植基地，有机枸杞为青海打开了海外市场，进一步刺激了省内枸杞种植业和加工业的发展。

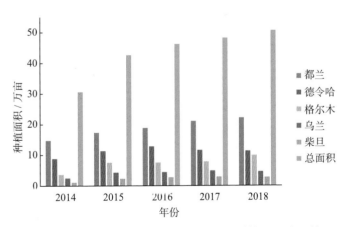

图 1-8 2014—2018 年青海省枸杞主产区种植面积发展情况

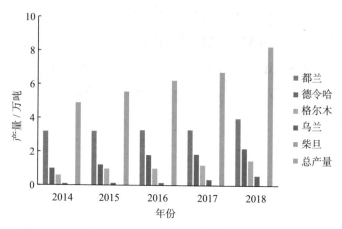

图 1-9　2014—2018 年青海省枸杞主产区总产量变化情况

　　坚持提升产品附加值也是青海枸杞的发展战略。通过加大产品研发力度，产品由直销干果逐步研发出枸杞的浓缩汁、茶、籽油、干粉、果醋、果酒、枸杞多糖等系列产品，催生了 300 多家相关企业。依托资金的支持，更多先进的科学技术应用于枸杞从种植到产品开发全过程，对循环产业链延伸、植物源生物农药、有机肥、保鲜技术、制干等方面的关键技术开展科技攻关，获得科技成果十余项。目前，青海对枸杞产品的认证与检测居国内领先，其主要面向德国、法国、西班牙等欧盟国家，带来了巨大的收益。

四、新疆枸杞子产业

20世纪70年代，精河县引入了枸杞种植。但种植面积不足千亩。直到改革开放后的80年代末，政府首次将枸杞产业纳入精河县农业发展总体规划。1998年，精河县被农业部命名为"中国枸杞之乡"。次年，精河县投资新建了枸杞交易市场，又先后成立了精河县枸杞协会、精河县枸杞研究所等专业机构。精河县枸杞生产开始步入产业发展轨道，逐步发展成为全国枸杞主产区之一。到2000年左右，精河枸杞在新疆，乃至于在全国都有了一定的地位，有了"中国枸杞在新疆，新疆枸杞在精河"的称号。2010年，精河枸杞栽植面积达10.73万亩，年产量1.3万吨。2019年，精河县枸杞种植面积增长到17万亩。

近年来，精河在枸杞产业发展上又采取了一系列新措施，如加强枸杞新品种培育、建立高标准枸杞示范园、大力推广枸杞标准化栽培技术、建立绿色枸杞种植基地、强化枸杞质量管理等，努力发展枸杞产业龙头企业，修建枸杞交易市场，打造枸杞工业园，并加大精河枸杞宣传推介力度。其中，新建的枸杞交易市场集枸杞加工、检测、储藏、包装和产品展示、信息发布、商贸洽谈于一体，吸引了大量收购商常驻精河，培育了近百家运销企业，形成了以市场为依托、以企业为龙头、以经营户为补充、以外销网点为辐射的"精河枸杞"营销体系。与此同时，精河县扶持、发展、培育了4万多亩枸杞种植基地，成功研发生产出精品枸杞干果、枸杞酒、枸杞浓缩汁、枸杞色素、枸杞多糖和枸杞粉胶囊等几十个附加产品。

五、河北枸杞子产业

河北枸杞子粒大肉肥，色泽鲜红似血，在国际市场上被誉为"河北血杞"，是外商争相抢购的热门货。血杞作为河北省优势药材之一，主要产于河北省大城县、青县、深州市和巨鹿县等地。其中，巨鹿县是河北省最大的枸杞生产基地。

巨鹿县共 623 平方千米，其中低洼、盐碱和风沙地就占了 50%。枸杞的种植为长期贫困的巨鹿人摆脱贫困、走向富裕开辟了一条光明大道。1962 年，为了治理盐碱地，巨鹿县人民从天津引进枸杞种植，效果显著。1965 年由药材公司引进枸杞苗种植了 4 亩，喜获成功。1969 年，枸杞种植面积增长至 3 000 亩。到改革开放后的 1989 年，巨鹿县的枸杞种植面积占全国三分之一，总产量 3 000 吨。2002 年，河北省人民政府命名巨鹿县为"河北枸杞之乡"。目前，巨鹿县枸杞种植面积达到 6.5 万亩，年产干果 1.5 万吨。

六、内蒙古枸杞子产业

内蒙古自治区巴彦淖尔市乌拉特前旗先锋镇是内蒙古枸杞的主要产区，所产"先锋枸杞"是中国国家地理标志产品。

先锋镇是一个盐碱化十分严重的地方，枸杞的种植是支撑先锋镇经济的主导产业，也是先锋镇人民的"致富工程"。先锋镇种植枸杞已经有 60 多年的历史，1997 年，先锋镇种植面积达到 2.5 万亩，干果产量 3.5 万吨，占全国总产量的 1/7，被内蒙古命名为"自治区枸杞种植示范基地"。2007年，先锋枸杞种植面积为 5 万亩。2016 年种植面积增长至 6.8 万亩，干果产量近 8.5 万吨。同年，国家质量监督检验检疫总局批准对"先锋枸杞"实施地理标志产品保护。近年来，内蒙古以"观光枸杞"为契机，积极开展"无公害枸杞"基地建设，带动当地交通运输、旅游观光等相关产业的发展，促进农民增收。

枸杞子之品

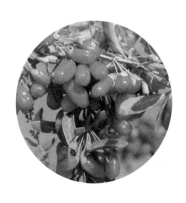

第一节　枸杞的种植

枸杞的栽培种植包括枸杞选种、育苗、建园、修剪、采收、制干以及土壤、肥料、水分、大气、光照、温度、湿度、病虫害、微生物等各个环节的基本理论、知识和技术。在枸杞栽培中，必须遵守自然规律，依据社会、生态、经济等条件，使以上环节能够相互协调配套，实现枸杞子生产稳定、优质、高效、安全、可控。

一、道地产区，品质之源

（一）枸杞种植生态基础

1. 温度　枸杞具有一定的耐寒性，对温度要求不太高。在北纬 25°~45°，1 月份平均气温 -15.4~-3.3℃，绝对最低气温 -41.5~-25.5℃，年平均气温 4.4~12.7℃，7 月份平均气温 17.2~26.6℃，绝对最高气温 33.9~42.9℃的条件下，枸杞可以生存并能生产一定量的果实。但要达到高产优质的目的还必须考虑当地的气候条件，尤其注意以下两个温度指标：一是 ≥10℃的有效积温数；二是从展叶到落叶以前的日夜温差。有效积温高，生长周期长，容易获得高产。日夜温差小，呼吸、蒸腾强度大，有效积累偏少；日夜温差大，有效积累多，容易获得优质高产的果实。研究数据表明，凡是

≥ 10℃有效积温的地区，采果期早，有效积温低于 10℃的地区，采果时间晚。枸杞是一种在一个生长季节多次生长、多次开花的作物，只有长的生长期，才能获得更多的开花结果时间，才能生产出更多的果实。

2. 光照 枸杞是强阳光性树种，光照强弱和日照长短直接影响光合产物，影响枸杞树的生长发育。被遮阴的枸杞树比在正常日照下的枸杞树生长弱，节间也长，发枝力弱，枝条寿命短，结的果实小，产量低。尤其树冠大、冠幅厚的内膛枝因缺少直射光照，叶片薄，色泽淡，花果很少，也是落花落果的重点区域。实验表明，树冠各部位因受光照强弱不一样，枝条坐果率也不一样，树冠顶部枝条坐果率比中部枝条坐果率高（图 2-1、图 2-2）。

光照还会对果实中可溶性固形物含量造成影响，据青海省海西州都兰县枸杞种植基地调查，在同一株枸杞树上，树冠顶部光照充足，鲜果的可溶性固形物平均含量为 17.18%，树冠中部光照弱，鲜果的可溶性固形物平均含量只有 14.55%。

由于光照对枸杞树生长发育影响大，生产栽培中需解决这个问题，最有利的措施是：①合理定植；②培养冠幅小，冠层薄的立体结果树形。充分利用土地、空间和光照，才能生产出优质高产的果实。

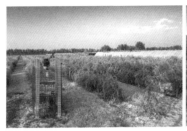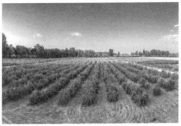

图 2-1　宁夏枸杞研究所枸杞资源圃

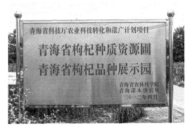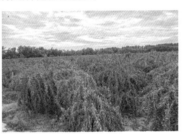

图 2-2　青海省枸杞种质资源圃（诺木洪）

3. 水分　水是枸杞树体重要的组成成分，在枸杞成熟的浆果中水的含量达 72% ~ 83%。水在树体的新陈代谢中起着重要作用，它既是光合作用不可缺少的重要原料，又是各种物质的溶剂，在水的作用下根部吸收的无机盐正常运输到树冠各部分，把叶片制造的光合作用产物输送到根部，促使树体生长，根深叶茂，花多果大。枸杞的叶片结构为等面叶，正反两面的栅栏组织都很发达，这种组织的细胞间隙小，使叶面水分蒸发受到节制，相对地保持了更多树体水分，再加上枸杞根系特别发达，能伸向较深的土层吸收水分，因而决定了枸杞耐旱能力强。野生枸杞在降水量 179mm 的条件下仍能生长，在从不浇水的古老长城上也能生长，并能少量开花结果。但是栽培枸杞要获得优质高产，就必须有足够的土壤水分供应。枸杞栽培对水最适宜的要求是生长季节地下水在 1.5m 以下，20～40cm 的土壤含水量 15.3%～18.1%。根系分布层水位过高，土壤的通气条件差，影响根系正常的呼吸作用，根系生长受阻，对地上部分生长的影响尤为明显。具体表现为树体生长势弱，叶片发灰、变薄，植株的发枝量少，枝条生长慢，花果少，果实也小。严重时落叶、落花、落果，引起整园枸杞死亡。

水对枸杞生长的影响，因发育阶段不同对水分的需要强烈程度也不同。枸杞对水分最敏感的阶段是果熟期，如果水分充足，果实膨大快，个头大；如果缺水，就会抑制果实的生长发育，严重时加重落花、落果。所以说在枸杞的管理上水的供应要做到科学合理，才能获得优质高产。

4. **土壤**　土壤作为枸杞生存基础，供给其生长结实的营养和水分。枸杞对土壤的适应性很强，在一般沙壤土、轻壤土、中壤土或黏土上都可以生长。在生产中要实现优质高产栽培，最理想的土壤类型为轻壤土或中壤土，尤其是灌淤沙壤土。在青海省海西州都兰县诺木洪农场，产量高、质量好的几个枸杞栽培基地都是棕钙土、灰棕漠土、沙壤土，显碱性，pH7.5～8.5之间。这类土壤通透性好，土壤元素含量丰富，养分多。如果土壤沙性过强，则会造成肥水保持差，容易干旱，枸杞生长不良。如果土壤过于黏重，如黏土和黏壤土，虽然养分较多，但土壤容易板结，通透性差，对枸杞根系呼吸及生长都不利，枝梢生长缓慢，花果少，果粒也小。在栽培中这类土壤必须进行改良，改良这类土壤的办法是向枸杞园增施猪粪、羊粪等有机肥，或者是增施柴草等有机物质。这种办法增加了土壤有机质和肥力，更主要的是疏松了土壤，改善了土壤的通透性。这类土壤经若干年改良后就能成为生产优质枸杞子的比较理想的土壤。

5. 群落类型 枸杞是适应性很强的植物，具耐干旱、耐瘠薄、抗盐碱的特性。生长于高寒气候、昼夜温差大、日照时间长的温带大陆性干燥气候区。由于枸杞对自然环境条件有较强的适应性，在我国西北及华北的广大干草原以及荒漠草原中的丘陵坡地、沟梁峁地、村旁断垣处常见自然分布。当有水、肥条件时，可在相似环境下进行引种栽培。我国宁夏枸杞 *Lycium barbarum* L. 主要自然分布区及引种栽培区的环境条件见表2-1。

表 2-1　宁夏枸杞主要自然分布区及引种栽培区的气候条件

分布		气温 /℃				年降水量 / mm	年蒸发量 / mm	无霜期 / 天	全年日照 / 小时
		1 月	7 月	年平均	年较差				
宁夏	银川	− 9.1	23.3	8.5	32.4	205.2	1 626	164	3 019.5
	中宁	− 7.5	23.3	9.0	30.8	228.1	2 050.6	164	2 956.4
	盐池	− 9.0	22.1	7.5	31.1	335.3	2 171.1	163	2 886.7
甘肃	兰州	− 7.3	22	8.9	29.3	331.5	1 577.7	166	2 725
	民勤	− 10.1	23.2	7.7	33.3	109.5	2 651.6	182	3 001
	靖远	− 8.0	22.5	8.7	30.5	251.4	1 829.7	164	2 663.1
	武都	2.7	24.7	14.5	22.0	467.4	1 526	252	1 920.9
青海	西宁	− 8.6	17.2	5.6	25.8	371.2	1 621	130	2 792.6
	德令哈	− 14.1	16.2	1.9	30.3	126.6	2 346.2	98	3 108.3
	香日德	− 10.3	16.3	3.7	26.6	161	2 313.8	198	2 994.6
	兴海	− 12.6	12.2	0.6	24.8	353	1 660.8	38	2 832.4
新疆	乌鲁木齐	− 15.2	25.7	7.3	40.9	194.6	1 690.8	175	2 820.6
	哈密	− 10.4	26.7	9.9	37.1	29.2	3 465.7	228	3 413.9
	和田	− 5.4	25.3	12.1	30.5	32.1	2 509.8	227	2 713.8
陕西	西安	− 0.8	26.8	13.3	27.6	584.4	1 302.4	209	2 164.9
	榆林	− 9.9	23.2	7.9	33.1	451.2	1 861.4	154	2 986.5
内蒙古	呼和浩特	− 13.7	21.8	5.7	35.5	414.7	1 843	129	2 976.8
	乌拉特前旗	− 13.1	23.1	6.8	36.2	215.4	2 462.4	163	3 210.6
	二连浩特	− 19	23	3.5	42	131.6	1 670	167	3 238.7
山西	太原	− 6.5	23.4	9.4	29.9	494.5	1 851.6	171	2 641.9
	朔县	− 10.3	21.9	6.9	32.1	474.9	2 059.8	159	2 898
	离石	− 7.6	23.2	8.7	30.8	490.6	1 823.9	183	2 633.8
天津	静海	− 5.1	26.3	11.8	31.4	564.9	1 879.3	227	2 791.4

分布		气温/℃				年降水量/mm	年蒸发量/mm	无霜期/天	全年日照/小时
		1月	7月	年平均	年较差				
河北	衡水	- 4.5	27.2	12.6	31.7	504	2 201.8	213	2 658.9
山东	菏泽	- 1.6	27.4	13.7	29	672.3	1 852.4	219	2 586.7

注：年较差指气象要素在一年中月平均最高值与最低值之差。

宁夏枸杞野生种分布零散，纯群落少见，偶见小的枸杞灌丛作为干旱草原或荒漠植被中的建群种出现，大多以伴生种的形式零星散布。在宁夏其植物群落大体有3种类型。

（1）铁杆蒿＋宁夏枸杞＋扁核木群落：在宁夏南部海拔1 500～2 200米的山缘、丘陵坡地土壤为灰钙土或黑垆土，建群种为半灌木的铁杆蒿、扁核木，枸杞群落嵌镶其间。群落中的主要伴生植物为栉叶蒿、蓬子菜、委陵菜等中生杂草类。

（2）短花针茅＋马蔺＋甘草群落：在卫宁平原和银川平原人类活动较频繁地带的灌淤土及灰钙土上，宁夏枸杞见零星分布。主要的伴生植物有禾本科的短花针茅、甘青针茅、鸢尾科的马蔺以及甘草、匍根骆驼蓬、碱地肤等。

（3）红砂＋木本猪毛菜＋芨芨草群落：在贺兰山东北麓及鄂尔多斯台地与黄土高原交混地带的荒漠植被中，偶见枸杞灌丛作为建群种出现。该群落优势种为超旱生耐盐碱的矮小木本植物，如柽柳科的红砂和藜科的木本猪毛菜等。主要伴生植物有禾本科植物芨芨草，菊科植物阿尔泰、狗哇花，列当科植物肉苁蓉，藜科植物小果白刺，以及禾本科植物碱茅、冠芒草等。

在青海都兰马拉斯泰河流域的总加和巴隆一带，在山坡河谷、田边、盐碱地，分布有宁夏枸杞群落。周围通常伴生沙蒿、猪毛蒿、刺儿菜、芨芨草、车前草、灰藜、柽柳、嵩草、齿叶白刺、裂叶风毛菊、合头草、蕨麻、蒿子、灰藜、苦苣菜、棘豆、沙棘、红花岩黄芪、中亚紫菀木等野生植物。

6. 生长结构　枸杞为多年生木本植物，野生状态下呈多分枝灌木状，在栽培和人工培育下可成小乔木状。作为经济植物，其最大的生长特性是早果性，一般定植当年的夏秋之间，大多能开花结果。随着树冠扩大（分蘖果枝数增加），4～5年即可进入盛果期，见表2-2。

表2-2　宁夏枸杞树体生长情况及枸杞子产量比较表

产地	树龄	茎基直径/cm	树高/cm	冠幅/cm	单株结果枝数	果实产量/kg
宁夏中宁	1	1.10	50	35	15	0.7
	2	1.67	64	46	30	3.0
	3	2.70	91	83	44	18.4
	4	3.54	126	116	134	67.5
	5	4.32	133	127	209	131.0

枸杞春夏花果期在4月底至8月初，长达90~100日（夏果期）；秋季花果期为9月上旬至10月下旬，仅有50~60日（秋果期）。其中1~2年龄幼树果期主要集中在秋果阶段，而5年生以上枸杞的果期则以夏果期为主，3~4年生枸杞树夏果期与秋果期产量则相近。

（二）枸杞子道地产区

枸杞的人工栽培主要在宁夏、内蒙古、新疆、河北、青海和甘肃等地区，其中宁夏和青海质量较佳，多数商家认为是道地产区，目前宁夏中宁、青海柴达木、内蒙古赤峰、甘肃靖远已申请了原产地产品保护。

对宁夏、青海、甘肃、内蒙古、新疆、山西、河北枸杞子产业进行调研，从种植品种、质量、产量、销售情况进行综合分析，枸杞适宜性区是宁夏中宁和青海诺木洪两地。

1. 最适宜区　宁夏灌区中南部和北部的惠农区、河套西北的内蒙古杭锦后旗，毛乌素沙漠西缘，腾格里沙漠，河西走廊南部甘肃的张掖东南至武威、民勤地区，新疆天山北麓，青海诺木洪、格尔木。地域环境：该地区枸杞生育期间气温≥10℃，活动积温为3 000~3 600℃，可利用生长季节190日左右，降水量100~240mm。在此最适宜区栽培枸杞的枸杞干果产量高，品质优，药用成分含量高。主要产区：

该区域中现有宁夏、甘肃河西走廊、杭锦后旗、北疆石河子、青海诺木洪、新疆生产建设兵团 6 个枸杞产区。

2. 优质适宜区 青海德令哈、乌兰，内蒙古阿拉善盟，甘肃河西走廊西段和北疆西北沙漠边缘，南疆博斯腾湖周边，北疆东部沙漠边缘。地域环境：该地区枸杞生育期间气温≥10℃，活动积温为 2 900 ～ 4 100℃，热量充足，可利用生长季节 70 ～ 190 日，降雨量 100 ～ 250mm。枸杞品质：枸杞鲜果产量高，含糖量较高，颗粒大。主要产区：青海格尔木、德令哈产区；新疆精河、建设兵团产区，陕北和内蒙古托克托种植区，与之毗邻的还有河套灌区的乌拉特前旗枸杞种植区。

3. 适宜区 宁夏山区长山头区以南至固原黑城以北地区、甘肃兰州以西、陕北和西北部地区。地域环境：该地区枸杞生育期间气温≥10℃，活动积温为 2 800 ～ 3 100℃，略欠缺，可利用生长季节 170 ～ 190 日，降水量 240 ～ 380mm，枸杞幼果期基本无干热风。枸杞品质：品质一般，总糖和多糖偏低，黑果率较高。主要产区：目前该地区有宁夏山区、陕北和内蒙古托克托 3 个种植区。

4. 次适宜区 甘肃陇东、陕西延安、山西中部、河北中部。地域环境：该地区枸杞生育期间气温≥10℃，活动积温为 3 200 ～ 3 600℃，热量充足，鲜果产量较高，可利用季节

90～210 日，降水量充足 380～520mm。枸杞品质：产果量一般，品质一般。主要产区：除在陕北有零星种植外，河北的巨鹿和辛集有小规模种植供应当地的药材市场。

从上面的分析可以看出，我国北方部分地区大力发展枸杞产业，在质量方面，河套西部的枸杞与宁夏的枸杞在产量、质量上相差不大，基本处在同一个水平；青海产枸杞和宁夏产枸杞的基源相近，青海枸杞百粒重，所含总糖、多糖等均高于其他产区；内蒙古巴彦淖尔市的枸杞质量总体良好，其多糖含量、百粒重、色泽等项指标均符合行业标准；青海、新疆产枸杞的大果品种质量较优。不同区域的环境条件决定了各地枸杞品质差距，而且优、劣势各不相同。

二、规范种植，品质之根

（一）栽培枸杞各时期特点

按照枸杞树生长过程特点和规律，可以将枸杞的栽培过程划分为育苗、营养生长、开花结果、更新和衰老死亡 5 个时期，这也是枸杞生长的全生命周期。在栽培的枸杞园中，一般分为营养生长期、结果初期、结果盛期、结果后期、衰老更新期，育苗一般在专门的育苗基地进行（图 2-3～图 2-7）。

营养生长期也叫苗期，这个时期植株幼小，树冠和根系生长势都很强，地上部分多呈独干生长，分枝少，生长旺盛，根吸收面积迅速扩大，此期一般长达 1~2 年。若不加修剪，苗高可达 1 米以上，根茎粗 0.5~1.2cm。这时应加强肥水管理，促进生长，培育壮苗，为早期丰产打好基础。

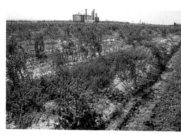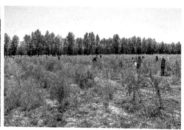

图 2-3 宁夏枸杞苗期

结果初期也叫幼树期。从第一次开花结果开始到大量结果为止。一般枝条扦插苗从第 1 年后开始，实生苗从第 2 年后开始，到第 4~5 年止，这时树冠和根系生长都很旺盛，易从主干或主侧枝上不断生长出粗壮的徒长枝，骨干枝逐年形成并加强，结果枝增多，果大，产量迅速增加。在后期，每亩产果量达 80~300kg，树冠基本形成。此时应加强肥水供应，防止病虫害，培养树形，短截与长放结合，为丰产打好基础。

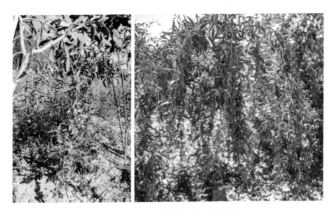

图 2-4　宁夏枸杞结果初期

结果盛期也叫盛果期。一般栽后 5～6 年起至 20～25 年止。这时树冠达到最大，一般树高 1.6～1.7m，根茎粗 5～13cm。这是枸杞大量结果和产量达到最高的时期，每亩产果量可达 150～450kg，果实仍然较大。由于大量开花结果消耗树体养分较多，树体生长量逐渐减小，结果枝逐渐向外移，随后出现空膛。后期树冠下部大主枝开始出现衰老或死亡。这时在栽培上要加强肥水管理，防治病虫害，合理剪修，更新衰弱枝，利用徒长枝来弥补树冠的空缺，改善光照，以延长盛果期的年限。

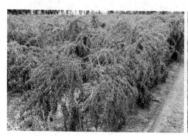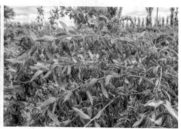

图 2-5 宁夏枸杞结果盛期

结果后期也叫盛果后期。是盛果期的延续，一般从栽后20～25年起至35年止。这时结果能力开始下降，果实变小，新梢生长减弱，生长量小。后期树冠下部主枝死亡增多，树冠出现较大空缺，顶部有不同程度裸露。这时在栽培上除加强肥水外，要重点截老枝，对徒长枝及时摘心，利用它发出侧枝，补充树冠，进行结果枝的更替。

衰老更新期是结果后期的延续。大约从栽后35年开始，树体生长和结果能力显著衰退，产量剧减，果实小，质量差，骨干枝和主枝大量死亡，结果枝较少，树冠残缺不全，冠幅大大缩小，根茎腐烂严重。此时的产量很低，已失去栽培价值，应进行全园更新。

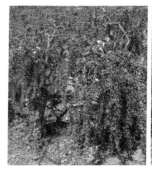 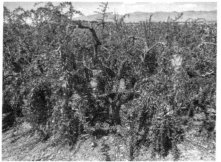

图 2-6　宁夏枸杞结果后期　　　　图 2-7　宁夏枸杞衰老期

枸杞的栽培产量同土壤、光照及栽培条件关系很大，如果栽培条件好，结果就早，结果初期期限短，盛果期长，衰老推迟。掌握树体生长发育规律，制订出先进的农业技术措施，就可促进枸杞树早结果、多结果、延长盛果期，取得更大的经济效益。

（二）丰产栽培技术

1. 育种技术　国内对枸杞的研究较为系统，宁夏更是以其特殊的地域优势和研发条件，在枸杞品种培育和种植技术方面处于全国领先水平。作为枸杞原产地，宁夏有着悠久的枸杞栽培种植历史，在枸杞品种选育和栽培等方面积累了丰富的经验。近年来，随着青海、新疆、内蒙古等各大产区的迅速发展，丰富了枸杞选育品种与种植经验，各方面都已取得显著的进展，通过自然变异选优、杂交育种、诱变育种、航天育种、组织培养、生物技术育种等现代化技术，先后选育出宁杞 1~7 号、柴杞 1~3 号、青杞 1~2 号、青黑杞 1 号、精杞 1~2 号、蒙杞 1 号、菜杞 1 号、中科绿川 1 号和中华血杞等多个宁夏枸杞及同属其他种枸杞的新品种。

> **小贴士　农业品种简介**
>
> 农业品种，属于农林业栽培学上的类型，一般分为两类：
>
> （1）原始品种：又称地方品种。是适应当地生态条件的地方品系，生产力一般较差，大多数的栽培药材属于这种情况。
>
> （2）育成品种：用育种措施培育而成的栽培新品种。生产效益好，要求较高的栽培条件，如大白菜、水稻、玉米等都有许多的栽培品种。

2. 育苗技术　枸杞可采用扦插育苗、播种育苗、组织培养等方式繁育苗木。枸杞经济林栽培苗木一般选用优良品种，多采用扦插育苗的方式，以保持品种的优良特性。

3. 整地与施基肥　在枸杞定植前一年秋季实行全面整

地，依地块平整土地，深耕并耙糖。结合整地施足基肥。基肥以有机肥为主。施基肥依栽植方式和密度可采用按穴施、带施，也可全面施肥。低密度栽植基地采用大穴培肥，株施腐熟的有机肥 3～5kg，施肥时将肥料与表土混匀回填；高密度栽植基地要全面施肥，施肥量为施腐熟有机肥 133～200kg/ 亩，将肥料全园均施后深翻；宽带栽植，采用带状施肥，施腐熟有机肥 200～267kg/ 亩。依灌水方式把地块分为 0.5～1.0 亩的小区，做好隔水埂，灌足冬水。

4. 定植 枸杞于土壤解冻至萌芽前，即 4 月中下旬开始栽植，最迟不得延至苗木发芽。枸杞种植密度决定着未来产量的高低，尤其对前期产量影响更大，合理的栽植密度尤为重要。如地块较小，主要以人工方式作业；地块较大，采用机械化或半机械化耕作，适宜采用带状栽植。栽植方法采用穴植法。春季土壤解冻后，按规定的株行距，挖长、宽、深各 50cm 的栽植穴。将苗木放入穴中央，扶正苗木，填湿表土，提苗、踏实，再填土至苗木根茎处，踏实覆土，栽植完毕及时灌水。苗木定植后立即定干，定干高度 50～60cm。

5. 松土除草 枸杞园结合除草每年翻耕 2～3 次。春季土壤解冻后，浅翻土壤 10～15cm，不仅可以充分暴晒土壤，消灭杂草，而且能起到保墒和提高土温的作用。每年 5—8 月中耕除草 2～3 次，深度 5～10cm。第 1 次在 5 月下旬，第 2

次在 6 月下旬，第 3 次在 7 月完成。为了增加和补充土壤肥力，在枸杞栽植行间可种植箭舌豌豆（大野豌豆）等绿肥，秋季栽植带内深翻 30 ~ 40cm，将箭舌豌豆翻压在土壤内。根盘范围内，适当浅翻，减少对根系的损伤。通过翻耕疏松土壤，增加活土层，消灭杂草。

6. 后期施肥 施肥以有机肥为主，辅以无机肥。枸杞栽植后每年 9 月下旬至 10 月中旬灌冬水前或在 5 月初春梢萌发前施基肥。基肥施肥量根据树冠大小、长势强弱，土壤肥力状况等决定，一般株施腐熟的有机肥 3 ~ 5kg，大树比小树多施，弱树比旺树多施，贫瘠地比肥沃地多施。在枸杞生长和结果期间需增施速效无机肥，一般株施磷酸二铵 0.45kg，尿素 0.09kg，以弥补秋施有机肥的不足，可采用土壤追施和叶面追施两种方法。

7. 灌溉 枸杞栽培区干旱少雨，枸杞生长需水必须靠适时灌溉解决。枸杞对水要求较高，水分管理要视树龄、栽植密度、土壤类型、地下水位的高低及各发育期的生长状况确定灌溉次数和灌溉量。枸杞林灌溉要做到浅灌、勤灌、适时灌，全年灌溉 5 ~ 7 次。水源充足的地方可全面灌溉，在缺水地区可进行沟灌、滴灌、喷灌。

8. 整形修剪 枸杞整形修剪是提高枸杞经营效益的重要技术措施，以实现早产、丰产、稳产为修剪目标。枸杞树势旺盛，枝条生长快，整形修剪一般不过分强求形状，应因树修剪，随枝造形。枸杞修剪有多种适用树形，但整形修剪原则基本相同，只是各树形的主枝量和层次不同。生产中多选用半圆形，密植园也可选用长圆锥形、疏散分层形，稀植林则宜选用半圆形。

9. 病虫害防治　随着枸杞栽培种植面积不断扩大，枸杞病虫害呈上升趋势，天然枸杞林和人工栽培林均遭受病虫害的严重侵害。对栽培枸杞生产造成较大影响的病害有枸杞白粉病、根腐病、干热风害和霜冻害。天然枸杞林重要病虫有枸杞绢蛾、白杞瘤螨；枸杞干果的重要仓储害虫是印度谷斑螟。在枸杞栽培过程中应充分利用枸杞虫害的天敌，如枸杞蚜虫类的主要天敌昆虫为瓢虫类和丽草蛉，枸杞瘿螨类的主要天敌昆虫是枸杞瘿螨姬小蜂，枸杞木虱的优势天敌为莱曼氏蚁。

在枸杞生长过程病虫害防治有3个明显的关键时期。第一，害虫始发期虫源的控制。4月下旬，花叶开始萌发，枸杞瘿螨、锈螨、枸杞木虱开始活动，枸杞蚜虫卵也开始孵化，该期是消灭土壤越冬虫源的关键时期。第二，5月下旬至6月初害虫盛发期的防治。5月下旬后绝大部分枸杞害虫进入繁殖盛期，即出现第一个危害高峰期。整个生长季节枸杞害虫能否得到有效控制，关键在于该期防治工作成效。这一时期防治重点是枸杞蚜虫，枸杞子瘿螨和锈螨。第三，秋果期病虫害的防治。8月上中旬枸杞害虫又进入繁殖盛期，出现第二个危害高峰期，此期防治的重点是枸杞蚜虫和锈螨。

农耕及营林措施：早春土壤浅耕，秋季深翻，结合灌溉杀死土壤层越冬虫体，可有效降低虫口密度。合理施肥不仅可以改善枸杞的营养条件，加速虫伤部位愈合，提高枸杞的抗虫能力。减少枸杞氮肥的施用量，能恶化刺吸性害虫的营养，抑制瘿螨、蚜虫等害虫的发生和繁殖速度。施用有机肥一定要充分腐熟，减少由于施肥而带入虫卵和病菌。及时清理树上的病果，修剪下来的残枝、枯枝、病虫枝及园地周围的枯草落叶集中烧毁，消灭病虫源。

物理防治：充分利用害虫的群居性、假死性、趋光性等特点，用人工扑杀法、阻隔法、诱杀法等方法防治虫害。

天敌保护：营造有利于天敌生存的环境条件，选择对天敌杀伤力弱的农药，减少对天敌的伤害。利用寄生性、捕食性天敌昆虫及病原微生物，调节害虫种群密度，将其种群数量控制在危害水平以下。

化学防治：充分利用植物源类、微生物类、矿物类农药进行防治。在病虫害暴发期选用低毒、低残留的化学药剂进行应急控制。

10. 鸟、畜危害预防　鸟对枸杞的危害主要是啄食成熟的果实，降低枸杞子的产量和品质。其中以麻雀的危害最严重，成群的麻雀大量啄食枸杞果实可造成减产，而且被啄食的浆果基本不能采收，即使采收回来，晒干后也不成形，颜色发黑，成为等外品。防止鸟害主要采取惊吓，拉网、驱赶的方法，同时要加强管理，以减少危害。牲畜危害主要是践踏园地，啃食嫩枝，折损老枝，特别是枸杞树枝节多，针刺多，若羊群进入枸杞园，树枝常常勾挂羊毛，对枸杞生长不利。防治方法主要是加强管理，严禁畜群进入枸杞园。

ER 2-1

枸杞子的
育苗种植

三、应时采收，品质之基

（一）枸杞果实成熟特征与确定依据

1. 枸杞成熟果实的典型特征

（1）果实外形特征：果实色泽鲜红，表皮光亮、手感软滑；果体完全膨大（图 2-8）。

（2）内部组织特点：果体变软，富有弹性，果肉增厚，果腔空心度大。

（3）结合力：果实与果柄结合力下降，果蒂松动，易于摘下。

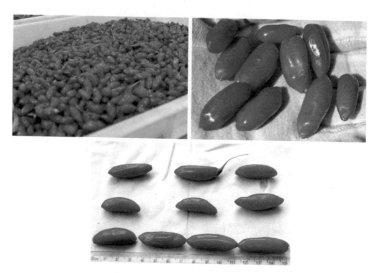

图 2-8　宁夏枸杞鲜果特征图

　　枸杞果实生长发育与气温关系密切，一般表现为气温升高时成熟快、果粒大，气温降低时成熟慢、果粒小；日夜温差大的地方果实偏大；一般夏果比秋果大。此外，光照条件好的比遮阴条件下的果实大，其中果实可溶性固形物的含量随着果实的成熟而增加。

　　2. 枸杞鲜果的特点及成熟度确定依据　枸杞果实的成熟，无论是果实表形，还是内部结构，是个渐变的过程。因此，在理论上，果实成熟的内容应该包括果体表形变化、内部组织以及结构的变化。对枸杞果实不同成熟阶段的观察与检测表明，伴随果实成熟，果实外部呈现体积逐步增大、颜色逐步变红，手感由硬涩变为软滑，与果柄结合力逐步降低等特点。果实内部呈现果腔膨大，果肉增厚，种子体积增大，颜色趋于成熟色；口感由无味变为甘甜等特点。

（二）枸杞鲜果的采收

1. 采收时间　宁夏及其他产区一般在 6 月中旬开始采春果，至 7 月上旬，紧接着与夏果采收期相接近直至采到 8 月中旬，秋果时期气温降低，8 月上旬萌发秋梢，下旬现蕾花，9 月中旬果熟延续到 10 月中旬下霜为止，夏秋采收间隔 1 个月左右，采期为 3 个月左右。青海柴达木枸杞 7 月至 8 月中旬为夏果期，9 月中旬以后为秋果期。作为药材，一方面注重果实粒大，色泽好看外，主要看其含枸杞多糖等营养与活性成分含量。研究表明，柴达木枸杞果实在第二采摘期（9 月中下旬）品质最好，是枸杞药材最适宜的采摘时期。

2. 采收技术　枸杞鲜果是浆果，含水量约 80%。鲜果采摘以不破坏表皮为标准，为确保采收质量，要做到"三轻、两净、三不采"。

（1）三轻：①轻采，采果时手指摘取果柄用力适度，轻轻采下果实无捏伤痕迹。②轻拿，采果时适时换手，手内不要捏果太多，防止果实挤压、破皮。③轻放，将手内采下的鲜果轻轻放入盛鲜果的筐内，不要装果太多，防止筐底的果实被压破。

（2）两净：①树上采净，成熟的果实一次要采摘干净，如有遗漏未采，这些鲜果会因过熟脱落，或延期采回后，晒干变为"油货"，降低商品价值。②地面拣净，采果时有掉到地上的鲜果，要拣拾干净。有农谚"颗粒归仓"，就是要做到丰产丰收。

（3）三不采：①果实未完全成熟不采，枸杞连续开花结果，一条结果枝上有成熟果、半成熟果，在采摘时要专采红色膨大的成熟果，橙黄或是果皮不发亮的半成熟果留在下一茬采收。②下雨或有露水时不采，下雨天或早上露水未干时采摘的鲜果表面有水分，摊开晒干后果实颜色会由红色变成暗褐色而成为"等外货"，降低售价。③喷过农药和叶面肥未过残留期的不采，采果期内会喷洒农药或叶面肥，一般需要间隔5日再采果，减少农药和肥料的污染。在采果期间，每采完一茬鲜果，立即喷洒生物农药或叶面肥，过5日以后再采下一茬次，这样就满足了安全采收的要求。

枸杞子的采摘

第二节　枸杞子的加工与炮制

一、枸杞子的加工干燥方法

（一）枸杞子的初加工

摘下果实后，去掉果柄和杂质（要掌握三轻，即轻摘、轻放、轻拿，否则，果实受伤变成黑色，影响质量），置于席上放阴凉处摊开晾至果皮起皱，再移至太阳光下，晒至外皮干硬而果肉柔软即可。晒时不宜用手翻动，否则易变黑。如遇雨天可用文火烘干。置太阳棚内、地上晾晒，如图 2-9 所示。

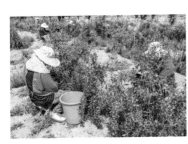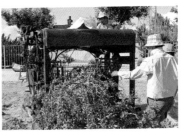

图 2-9　枸杞子采收

（二）枸杞子的干燥方法

枸杞果实制干是枸杞子生产中十分重要的坏节，是保证其产品质量的技术手段之一。枸杞需制干以干果形式在市场上流通、使用和贮藏。因此，保持枸杞果实质量，延长保存期，便于产品的持续利用是枸杞鲜果制干的目的，采用的干燥方法有自然晾晒、烘房烘干、热风烘干、冷冻干燥、太阳能烘干、低温气流膨化干燥等。

1. 自然晾晒　晾晒干制即将采摘的鲜果摊放在果栈上，在阳光下晾晒果实自然干燥，是枸杞鲜果干制的传统方法。由于晒干方法设备简便、成本低廉，规模较大，目前大部分分散种植户采用此法制干。此法有时存在制干不完全、干果含水量偏高、时间长、干果颜色较暗等问题。还存在制干过程易受气象条件制约，易遭受灰尘、虫子等微生物污染，卫生条件不易控制等弊端（图 2-10、图 2-11 所示）。

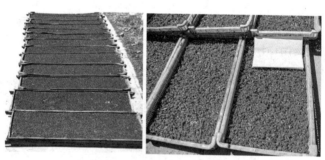

图 2-10　枸杞子自然晾晒

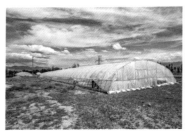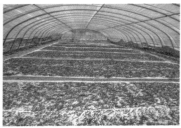

图 2-11　枸杞子温棚晾晒

2. 烘房烘干　在室内砌盖烤炉或煤炉，加热烘干枸杞子，内放烤火炉，安装通风扇排湿，地面有进风口，一般温度控制在 55 ~ 70℃，保持室内 50℃。烘房设备简单便于小规模经营户采用，但由于温度分布不均匀，需要人工上下倒栈，操作性较差；且火炉设在室内，煤烟较多，果实清洁度差，二氧化硫残留超标可能性大。

3. 热风烘干　将热空气通过热风管输送管道送入烘干道内，昼夜不停地供给热空气烘干果实。此方法设备造价低，操作管理简便，热能利用率高，日吞吐量大。时间、电能消耗少，产量大。但产品颜色暗红色，坚硬干缩，油果率较高。热风烘干设备如图 2-12 所示。

4. 冷冻干燥　将枸杞鲜果用碱水浸泡除去蜡质，沥干。分别给以 – 20℃/h 和 – 80℃/h 的降温速率冷冻至 – 50℃，放入冷冻干燥机的真空室进行冻干，一般控制真空室的真空度在 15～60Pa，每次干燥时冷冻温度 –50℃，整个冻干的时间约为 24 小时。真空冷冻干燥枸杞能够较好地保留枸杞鲜果原有的椭圆形形状和鲜红的色泽，而且浸水后能够很快吸水复原。冷冻干燥设备如图 2-13 所示。

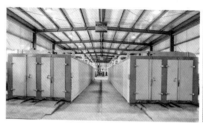 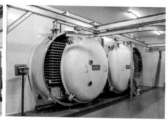

图 2-12　枸杞子热风烘干设备　　图 2-13　枸杞子冷冻干燥设备

5. 太阳能烘干　采用太阳能集热器加热空气，经过送风道由离心式风机送入干燥室，使得热空气与枸杞物料均匀进行热质交换，从而加速水分扩散蒸发，达到制干的目的。加工出的枸杞干果品质好、节能、环保、自动化、节省人力。较自然晒干时间缩短了 80%，且营养成分保持完好，坏果率低，微生物污染少。与煤热烘干相比较，太阳能烘干法耗能大幅度较低，二氧化硫废气排放少，有利于节能减排。太阳能烘干设备如图 2-14 所示。

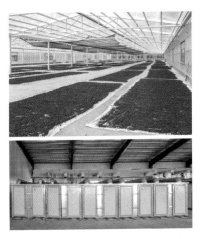

图 2-14　枸杞子太阳能烘干设备

6. 微波干燥　微波是频率在 300MHz～300GHz 的具有穿透特性的电磁波。微波加热利用的是介质损耗原理，即物料中的水分子在微波作用下，其极性取向随着外电磁场的变化而变化。枸杞鲜果初始含水率高、糖分含量高，直接采用微波干燥容易造成枸杞皮膨胀破裂、籽粒外出、糖分外溢及产品感官状态差的现象。故在进行微波干燥前对枸杞鲜果利用太阳能组合干燥系统或其他干燥方法，将枸杞鲜果干燥至半干状态，含水率约为 23%～26%，再进行微波干燥。

工艺流程：鲜果挑选、清理杂质→清洗（洗去鲜果表面的灰尘）→晾干表面自然水→组合系统干燥→冷却→微波干燥。微波干燥能量利用率高，加热速度快而均匀，穿透力强，用此方法较自然干燥缩短 65 小时，生产效率高，枸杞多糖保存率好。但枸杞子商品感官较差，生产成本较高。

7. 低温气流膨化 低温气流膨化枸杞是一项较新的技术。气流膨化形成机理是利用相变化和气体的热压效应原理，使被干燥物料内部的液体成分（主要是水分）汽化，通过外界压力的降低形成压力差。在压力差的作用下，物料膨胀，高分子物质结构变性，从而使之具有网状组织结构特征，定型为多孔状物质的过程。

整个膨化工艺过程为：枸杞→快速清洗→预干燥→均湿→电加热式气流膨化→冷却→成品。其成品符合 GB/T 18672—2014《枸杞》、GB 17401—2003《膨化食品卫生标准》及 QB 2353—1998《膨化食品》等标准。该方法生产的枸杞干果色泽鲜艳，口感酥脆，风味良好，但在干燥过程中果实容易破裂使可溶物质溶出，降低了营养价值。

枸杞子现代化拣选和加工

二、枸杞子的炮制方法

枸杞子一般的炮制为净制：取原药材，除去杂质，摘除残留果梗。净制后的枸杞子贮藏于木箱或硬纸箱内衬防潮油纸包装。本品极易虫蛀、发霉、泛油、变色，应密闭，置阴凉干燥处保存。要防潮、防闷热、防蛀。少量商品可晒干后按每 0.5 ~ 1kg 为 1 包，贮于石灰缸内，或置于缸内再喷以白酒，可防霉蛀；大宗商品可用氯化苦或磷化铝熏。如果有条件最好冷藏，应防鼠害。

（一）炮制经验

1. 枸杞子 取原材料，簸净杂质，摘去蒂和梗即可。

2. 炒枸杞子（宋《太平圣惠方》）

（1）单炒：在热锅中加入枸杞子，用微火炒至黄色稍有焦斑为度。

（2）与菟丝子一起炒：枸杞子 1 斤（1 斤 =500g），菟丝子 2 斤。先将菟丝子炒热后，再加入枸杞子炒至黄色发胀时，筛去菟丝子即可。

3. 盐枸杞子（明《普济方集要》） 先将食盐用微火炒热，再加入枸杞子至黄色发胀时，筛去盐即可。本品为补阴药，可滋补肾骨、益精明目。

小贴士　炮制的定义

炮制是根据中医药理论，依照辨证用药需要和药物自身性质，以及调剂、制剂的不同要求，将中药材加工成饮片时所采取的一系列制药技术。

（二）各地炮制规范收载情况

1. 枸杞子（净制方法）

（1）成熟果实。夏、秋二季果实到红色时采收，热风烘干，除去果梗，或晾至皮皱后晒干，除去果梗（《中国药典》2020年版）。

（2）除去蒂、茎杂质（《广西壮族自治区中药饮片炮制规范》2007年版）。

（3）除去杂质、果梗（《吉林省中药炮制标准》1986年版）。

（4）除去杂质、拣去果梗（《四川省中药饮片炮制规范》2002年版，《重庆市中药饮片炮制规范及标准》2006年版）。

（5）除去杂质（《辽宁省中药炮制规范》1986年版，《河南省中药饮片炮制规范》2005年版）。

（6）除去杂质及果柄（《江西省中药饮片炮制规范》2008年版）。

（7）将药材除去残留果梗等杂质（《上海市中药饮片炮制规范》2018年版）。

（8）取药材枸杞子，除去杂质（《陕西省中药饮片标准》2007年版）。

（9）取原药材，除去果梗和蒂等杂质及霉黑者（《湖南省中药饮片炮制规范》2010年版）。

（10）取原药材，除去杂质，摘去残留果梗（《贵州省中药饮片炮制规范》2005年版）。

（11）取原药材，除去杂质及残留果梗（《北京市中药饮片炮制规范》2008年版）。

（12）取原药材，除去杂质及果柄（《江苏省中药饮片炮制规范》2002年版）。

（13）取原药拣净杂质，即可（《云南省中药饮片炮制规范》1986年版）。

2. 炒枸杞子　将枸杞子用菟丝子适量拌炒至鼓起，筛去菟丝子（《上海市中药饮片炮制规范》2018年版）。

3. 盐枸杞子　取盐，置热锅翻动，炒至滑利，投入枸杞子，炒至表面鼓起时，取出，筛去盐，摊晾（《浙江省中药炮制规范》2015年版）。

三、枸杞子的深加工产业

1. 枸杞果汁　枸杞鲜果水分含量高，采摘后极易产生腐烂变质现象，给贮存和运输带来风险。将其加工成汁，可避免过早腐烂，保持最好的营养与风味，使其商品使用价值接近枸杞新鲜果实。随着人们生活水平的不断提高，枸杞果汁类保健食品深受国内外好评，并呈现出"绿色、天然、营养、健康"的特点。枸杞果汁是生产复合饮料的原材料，营养成分和活性成分十分丰富。按生产方式可分为枸杞果汁、枸杞浓缩汁、枸杞果浆、枸杞澄清汁等（图2-15）。

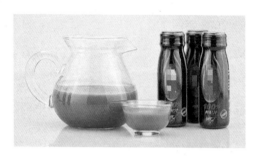

图 2-15　枸杞果汁产品

2. 枸杞酿酒　枸杞补肾养肝、润肺明目、壮筋益骨，制作枸杞酒在宁夏、青海等地已经逐渐发展起来，枸杞鲜果经清洗、破碎、压榨取汁、发酵或者浸泡等工艺精心调配酿制而成的各种低度饮料称之为枸杞果酒。枸杞酒色泽淡黄，香气浓郁，赋以纯正的药香，口味绵甜，醇和协调。

3. 枸杞粉　枸杞粉是利用鲜果枸杞制汁或干果枸杞水浸或水提取的提取液，加入少量辅料经不同方式加热去水后制成粉剂的原料。枸杞粉保留了鲜果枸杞的营养和活性成分，丰富了枸杞产品种类，更加节约枸杞应用各项成本。枸杞粉保持了原有枸杞的味道、香气、成分，有利于有效成分的充分利用，是目前枸杞深加工的新趋势（图2-16）。

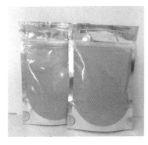
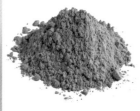

图 2-16 枸杞子粉

4. 枸杞籽油 20 世纪 90 年代初，就开始在生产枸杞汁时对分离出的附带产品枸杞籽（枸杞的种子）提取枸杞籽油，残渣制作饲料。枸杞籽富含不饱和脂肪酸和生物活性物质，对幼儿大脑和心脏发育以及组织细胞生长发育有益，又是很好的天然植物化妆品。现代研究证明，枸杞油具有降血糖、抗氧化、抗疲劳、降血压、改善血管循环等作用，是具有较好保健功能的资源（图 2-17、图 2-18）。

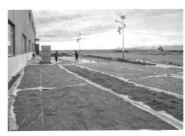
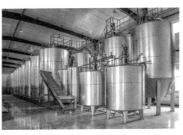

图 2-17 晾晒枸杞籽　　图 2-18 枸杞籽油提取设备

5. 枸杞蜂蜜　柴达木枸杞的开花期为5—6月，整个花期25日左右，枸杞植物开花多，开花时间较长，是养蜂产蜜的最好时段。一般气温在20℃时开始泌蜜，泌蜜适宜温度为27～30℃，泌蜜最佳时间是11时至16时。一般雨后枸杞植株生长茂盛，花器墒情好，温度高、湿度大，无风的天气泌蜜最大，干旱时泌蜜少。植株4年以上枸杞花多蜜多。在柴达木诺木洪、都兰、乌兰、德令哈、格尔木等地集中种植的产区泌蜜丰富，蜜呈深琥珀色，芳香。花期可摇蜜3～5次，多的达到7～8次，每箱蜂可采蜜30～50kg。青海柴达木盆地少见蜜蜂天敌，日晒时间长，蜂蜜产量大，品质佳（图2-19）。

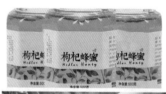
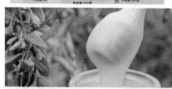
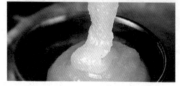

图 2-19　枸杞蜂蜜产品

6. 枸杞子保健品　以枸杞子为原料生产提取的功能性原料产品有枸杞多糖、枸杞黄酮、绿原酸、枸杞色素等，并开发出了柴杞维康胶囊、枸杞油精华素软胶囊、抗氧化黑枸杞含片及其口服液等。目前，青海、四川等地以枸杞子为原料生产的保健品有枸杞油丸、枸杞颗粒、枸杞参液浆等品种，部分品种已上市销售。

第三节　枸杞子的质量评价与商品规格

枸杞子药材产地比较集中分布在青海至山西的黄河两岸、黄土高原及山麓地带。古代枸杞子产地及应用范围较为稳定，而近 60 年来发生了较大变化，主产区宁夏以外的青海、甘肃栽培规模增长迅速，商品来源多元化。近几年来，枸杞栽培种植面积和产量逐年增加，随之一些新的检测技术已普遍应用于质量检验之中。枸杞子生药质量控制已成为中医临床安全有效的重要技术手段，可以从不同方面控制枸杞子的质量优劣。

一、历版《中国药典》收载情况

（一）基源

枸杞子为茄科植物宁夏枸杞 *Lycium barbarum* L. 的干燥成熟果实。夏秋两季果实呈红色时采收，热风烘干；除去果梗，或晾至皮皱后，晒干，除去果梗。枸杞子从《中国药典》1963 年版开始收载，后续 1977 年版、1985 年版、1990 年版、1995 年版、2000 年版、2005 年版、2010 年版、2015 年版、2020 年版均有收载。

《中国药典》1963 年版中规定枸杞子为茄科植物宁夏枸杞 *Lycium barbarum* L. 或枸杞 *Lycium chinense* Mill. 的干燥成

熟果实。

1977 年版开始，确定枸杞子原植物为茄科植物宁夏枸杞 *Lycium barbarum* L. 的干燥成熟果实，以后历版枸杞子原植物均为宁夏枸杞一种（图 2-20）。

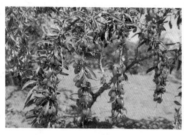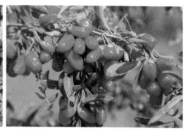

图 2-20　枸杞原植物图——宁夏枸杞

（二）加工方法

1963 年版、1977 年版、1985 年版、1990 年版《中国药典》中对枸杞子的加工方法为：夏、秋二季果实呈橙红色时采收，晒至皮皱后，再暴晒至外皮干硬、果肉柔软，除去果梗。1995 年版《中国药典》修订为：夏、秋二季果实呈橙红色时采收，晒至皮皱后，再暴晒至外皮干硬、果肉柔软，除去果梗；或热风低温烘干，除去果梗。2000 年版《中国药典》将采收时间修订为：夏、秋二季果实呈红色时采收。

（三）性状

枸杞子呈类纺锤形或椭圆形，长 6～20mm，直径
3～10mm。表面红色或暗红色，顶端有小突起状的花柱痕，
基部有白色的果梗痕。果皮柔韧，皱缩；果肉肉质，柔润。
从 1995 年版《中国药典》开始增加枸杞子种子的性状描述
为：种子多数，类肾形，扁而翘，长 1.5～1.9mm，宽 1～
1.7mm，表面浅黄色或棕黄色。2000 年版《中国药典》增加
枸杞种子数量的描述为：种子 20～50 粒。

（四）功能与主治

1963 年版《中国药典》中规定枸杞子的功能主治为：滋
肾，润肺，益肝，明目。1977 年版《中国药典》有治疗糖尿
病的功效。1985 年版《中国药典》修订为：滋补肝肾，益精
明目。用于虚劳精亏，腰膝酸痛，眩晕耳鸣，内热消渴，血
虚萎黄，目昏不明。自 2010 年版《中国药典》起修订为：滋
补肝肾，益精明目。用于虚劳精亏，腰膝酸痛，眩晕耳鸣，
阳痿遗精，内热消渴，血虚萎黄，目昏不明。

伴随科技水平和认知程度的逐步提高，历版《中国药典》
中对枸杞子的基源和检验项目也在逐步进行调整和提升，相
关变化情况详见表 2-3。

表2-3 历版《中国药典》收载枸杞子质量标准情况

《中国药典》版本	基源、采收及初加工	性状	检验项目	性味与归经	功能与主治	用法与用量
1963年版一部	茄科植物宁夏枸杞 Lycium barbarum L. 或枸杞 Lycium chinense Mill. 的干燥成熟果实。栽培或野生，主产于宁夏、甘肃、河北等地。夏、秋二季果实成熟时采收将果实摘下，除去果柄，置阴凉处晾晒至果皮皱纹起，再暴晒至外皮干硬、果肉柔软即得。遇阴雨可用微火烘干。	呈类椭圆形或纺锤形，两端较小，长3～6分，直径2～3分。外皮鲜红色或暗红色，具不规则皱纹，略有光泽，一端有白色的果柄痕迹，另一端有一小凸起。肉质、柔润，内有多数黄色种子，扁平似肾脏形。无臭，味甜微酸，嚼之唾液染成红黄色。以粒大、肉厚，种子少、色红，质柔软者为佳。粒小、肉薄，种子多、色灰红者质次	—	甘，平	滋肾，润肺，益肝，明目	一钱五分至三钱
1977年版一部	茄科植物宁夏枸杞 Lycium barbarum L. 的干燥成熟果实。夏、秋二季果实呈橙红色时采收，晒	呈类纺锤形，略扁，长6～18mm，直径3～8mm，表面鲜红色或暗红色，顶端有小凸起状的花柱痕，基部有白色的果梗痕。	—	甘，平	滋补肝肾，益精明目。用于目昏，眩晕，耳鸣，腰膝酸	6～12g

《中国药典》版本	基源、采收及初加工	性状	检验项目	性味与归经	功能与主治	用法与用量
1977年版一部	至皮皱后,再暴晒至外皮干硬,果肉柔软,除去果梗	果皮柔韧,皱缩;果肉肉质,柔润而有黏性,内含多数扁肾形种子。无臭,味甜,微酸。以粒大、色红、肉厚、质柔润、籽少、味甜者为佳			软,糖尿病	
1985年版一部	同1977年版	呈类纺锤形,略扁,长6~18mm,直径3~8mm,顶端有小凸起状的花柱红色,顶端有小凸起状的花柱痕,基部有白色的果梗痕。果皮柔韧,皱缩;果肉肉质,柔润而有黏性,种子多数,扁肾形。无臭,味甜,微酸	杂质	甘,平。归肝、肾经	滋补肝肾,益精明目。用于虚劳精亏,腰膝酸痛,眩晕耳鸣,内热消渴,血虚萎黄,目昏不明	6~12g
1990年版一部	同1977年版	同1985年版	杂质	甘,平。归肝、肾经	同1985年版	6~12g

《中国药典》版本	基源、采收及初加工	性状	检验项目	性味与归经	功能与主治	用法与用量
1995年版一部	茄科植物宁夏枸杞 Lycium barbarum L. 的干燥成熟果实。夏、秋二季果实呈橙红色时采收，晒至果皮皱缩后，再暴晒至果肉柔软，除去果梗。或热风低温烘干，除去果梗	呈类纺锤形，略扁，长6～21mm，直径3～10mm，表面鲜红色或暗红色，顶端有小凸起状的花柱痕，基部有白色的果梗痕。果皮柔韧，皱缩；果肉肉质，柔润而有黏性，种子多数，类肾形，扁而翘，长1.5～1.9mm，宽1～1.7mm，表面浅黄色或棕黄色。无臭，味甜、微酸	杂质	甘，平。归肝、肾经	同1985年版	6～12g
2000年版一部	茄科植物宁夏枸杞 Lycium barbarum L. 的干燥成熟果实。夏、秋二季果实呈红色时采收，热风烘干，除去果梗。或晾至果皮皱缩后，晒干，除去果梗	呈类纺锤形或椭圆形，长6～20mm，直径3～10mm，表面红色或暗红色，顶端有小凸起状的花柱痕，基部有白色的果梗痕。果皮柔韧，皱缩；果肉肉质，柔润。种子20～50粒，类肾形，扁而翘，长1.5～1.9mm，宽1～1.7mm，表面浅黄色或棕黄色。气微，味甜	TLC、杂质、水分、总灰分	甘，平。归肝、肾经	同1985年版	6～12g

《中国药典》版本	基源、采收及初加工	性状	检验项目	性味与归经	功能与主治	用法与用量
2005年版一部	同2000年版一部	呈类纺锤形或椭圆形,长6～20mm,直径3～10mm,表面红色或暗红色,顶端有小突起状的花柱痕,基部有白色的果梗痕。果皮柔韧,皱缩;果肉肉质柔润。种子20～50粒,类肾形,扁而翘,长1.5～1.9mm,宽1～1.7mm,表面浅黄色或棕黄色。气微,味甜	显微鉴别,TLC,水分(13.0%),总灰分(5.0%),浸出物(55.0%),枸杞子多糖含量(1.8%),甜菜碱含量(1.30%)	甘,平。归肝、肾经	同1985年版	6～12g
2010年版一部	同2000年版一部	同2005年版	显微鉴别,TLC,水分(13.0%),总灰分(5.0%),重金属及有害元素,浸出物(55.0%),枸杞多糖含量(1.8%),甜菜碱含量(0.30%)	甘,平。归肝、肾经	滋补肝肾,益精明目。用于虚劳精亏,腰膝酸痛,眩晕耳鸣,阳痿遗精,内热消渴,血虚萎黄,目昏不明	6～12g

《中国药典》版本	基源、采收及初加工	性状	检验项目	性味与归经	功能与主治	用法与用量
2015年版一部	同2000年版	同2005年版	同2010年版	甘，平。归肝、肾经	同2010年版	6~12g
2020年版一部	同2000年版	同2005年版	显微鉴别，TLC，水分(13.0%)，总灰分(5.0%)，重金属及有害元素，浸出物(55.0%)，枸杞子多糖含量(1.8%)，甜菜碱含量(0.50%)	甘，平。归肝、肾经	同2010年版	6~12g

注：性状中1分=3.33mm；用法与用量中1钱≈3.72g，1分≈0.372g。

二、枸杞子的质量鉴别方法

（一）性状鉴别法——直观的质量控制方法

性状鉴别法是凭借人的感官去鉴别枸杞子的质量优劣，是一种传统鉴别方法，主要是观察枸杞子的形状、表面色泽、质地和气味等来综合对比和评价，也就是常说的"眼看、手摸、鼻闻、口尝"等方法。枸杞子的质量，历代医家都以"味甜、肉厚、色红、个大"为佳品。

1. 枸杞子药材性状特征　呈类纺锤形或椭圆形，长6～20mm，直径3～10mm，表面红色或暗红色，顶端有小突起状的花柱痕，基部有白色的果梗痕。果皮柔韧，皱缩；果肉肉质，柔润。种子20～50粒，类肾形，扁而翘，长1.5～1.9mm，宽1～1.7mm，表面浅黄色或棕黄色。气微，味甜（图2-21～图2-24）。

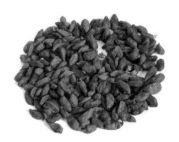

图 2-21　枸杞子药材性状
（产地青海）

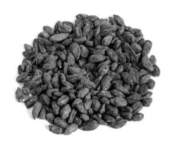

图 2-22　枸杞子药材性状
（产地宁夏）

————————— 第二章　枸杞子之品

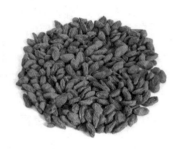
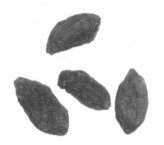

图 2-23　枸杞子药材性状　　图 2-24　枸杞子药材性状特写
（产地甘肃）

2. 不同产地枸杞子性状鉴别　枸杞子性状鉴别还可以通过百粒重、百粒长、百粒宽、果形指数、果实纵横径、色泽和气味等角度展开研究。通过对上述指标的研究分析，发现宁夏枸杞 *Lycium barbarum* L.、北方枸杞 *Lycium chinense* Mill. var. *potaninii* (Pojark.) A. M. Lu 与新疆枸杞 *Lycium dasystemum* Pojank，以及不同产地的枸杞子品质存在不同程度的差异，详见表 2-4。

表2-4 不同产地枸杞子及其近似品种的性状差异

品种	果实颜色	果实形状	果实大小	果实味道	种子颜色	种子形状	种子大小
宁夏枸杞	紫红色	纺锤形或椭圆形	长0.8~2.0cm；直径0.8~2.0cm	甜	棕黄色	多呈肾形	长1~2.5mm；直径约1mm
宁夏枸杞（青海柴达木）	紫红色或暗红色	卵圆形或椭圆形	长1.5~2.0cm；直径0.5~0.8cm	极甜	淡黄色	多呈肾形	长约2mm；直径约1mm
宁夏枸杞（甘肃瓜州）	暗红色	矩圆形或卵圆形	长0.8~1.5cm；直径0.5~0.7cm	甘甜	棕黄色至黄色	多呈肾形	长约2mm；直径约1mm
新疆枸杞	暗红色	椭圆形或类球形	长0.8~1.5cm；直径0.7~1.0cm	味甘而酸	棕黄色	多呈肾形	长1~2mm；直径约1mm
北方枸杞	鲜红色，又称"血枸杞子"	长纺锤形或椭圆形	长1.0~1.5cm；直径约0.5cm	微苦、微酸涩	黄白色	扁圆形或扁肾形	长2.5~3mm；直径约2mm

（二）显微鉴别法——微观的质量控制方法

显微鉴别法是借助显微镜，通过对枸杞子的切片、粉末组织、细胞等特征进行鉴别的一种方法。从枸杞子的微观组织结构分析其鉴别特征（图2-25、图2-26），进一步提升药材质量控制水平。

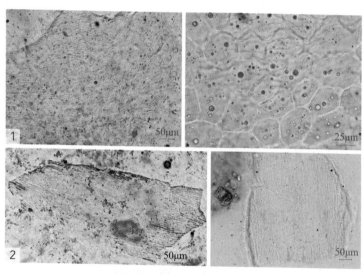

1. 外果皮表皮细胞；2. 外果皮（外平周壁）；

图 2-25　枸杞子粉末

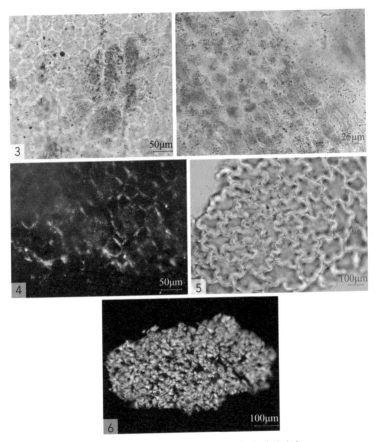

3. 中果皮薄壁细胞；4. 中果皮薄壁细胞（偏光）；

5. 种皮石细胞；6. 种皮石细胞（偏光镜）。

图 2-25（续）

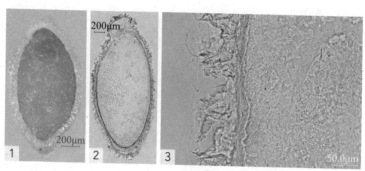

1. 体视显微镜（10×10）；2. 生物显微镜（10×10）；
3. 生物显微镜（10×40）。

图 2-26　枸杞种子横切面

（三）理化分析法——现代化的质量控制方法

理化分析法是借助现代仪器设备，如薄层色谱仪、高效液相色谱仪等，对枸杞子中主要化学成分进行鉴别和含量测定或有毒有害物质的检查。特别对于含枸杞子的中成药，理化分析更为重要。

1. 枸杞子的化学成分

（1）糖类：枸杞子中糖的种类、含量及比例是决定品质和价值的关键因素，糖类物质中枸杞多糖和总糖公认是枸杞子中最重要的有效成分，《中国药典》2020 年版和 GB/T 8672—2014 都规定了枸杞多糖的含量测定方法和限度。枸杞总糖和多糖影响着枸杞子的品质，总糖是枸杞子甜味的重要来源，多糖是主要活性成分，糖分越高，品质越好。果实内糖分是枸杞子中类胡萝卜素、酸及其他营养成分物质合成的基础原料，但糖含量过高，枸杞子容易板结，影响长期保存。

多糖是自然界最多的有机化合物，是重要的生物高分子化合物。多糖是所有生命有机体的重要组成成分与维持生命所必须的结构材料，枸杞多糖属于蛋白多糖，具有 -OH、C-O-C、C=O、-NH$_2$ 等官能团，存在 β- 型和 α- 型糖苷键的吡喃糖和呋喃糖（图 2-27）。多糖为杂多糖，至少含 8 个以上单糖。研究表明枸杞多糖重均分子质量（M_W）为 1.524×10^5，数均分子量（M_N）为 1.306×10^5，相对分子质量分散系数为 1.67，枸杞多糖的相对分子质量分布较均一。

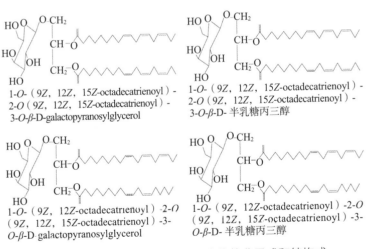

1-*O*-（9*Z*，12*Z*，15*Z*-octadecatrienoyl）-2-*O*（9*Z*，12*Z*，15*Z*-octadecatrienoyl）-3-*O*-β-D-galactopyranosylglycerol

1-*O*-（9*Z*，12*Z*，15*Z*-octadecatrienoyl）-2-*O*（9*Z*，12*Z*，15*Z*-octadecatrienoyl）-3-*O*-β-D- 半乳糖丙三醇

1-*O*-（9*Z*，12*Z*-octadecatrienoyl）-2-*O*（9*Z*，12*Z*，15*Z*-octadecatrienoyl）-3-*O*-β-D galactopyranosylglycerol

1-*O*-（9*Z*，12*Z*-octadecatrienoyl）-2-*O*（9*Z*，12*Z*，15*Z*-octadecatrienoyl）-3-*O*-β-D- 半乳糖丙三醇

图 2-27　枸杞子中部分糖苷化合物的分子式和结构式

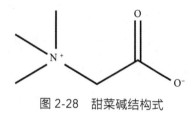

图 2-28　甜菜碱结构式

（2）生物碱类：枸杞中富含生物碱，在枸杞果实、叶、根中均有分布，种类多样，其中甜菜碱被《中国药典》2020 年版载入作为枸杞子检测指标。甜菜碱是一种季铵型水溶性生物碱（图 2-28），易溶于水和甲醇，常温下极易吸湿潮解，可用于对抗高同型半胱氨酸血症，是抗癌、降血脂、护肝的活性成分。

（3）其他化学成分：枸杞子的化学成分是枸杞子食用和药用的物质基础。现代研究表明，除了糖类和生物碱类成分之外，枸杞子中还主要含类胡萝卜素、氨基酸、黄酮和酚酸类等成分。具有多种生物活性，包括抗氧化、抗肿瘤、消炎、保肝、抗微生物及辐射保护活性等。

2. 枸杞子质量控制方法研究　近年来光谱技术、色谱技术和生物技术的发展为枸杞子真伪优劣鉴别提供了科学的手段。通过测定与枸杞子品质相关的多糖、黄酮、类胡萝卜素、甜菜碱、微量元素、挥发性成分等生物活性成分的组成与含量，可以实现枸杞子品种和产地的区分，并为掺伪品的检测提供方法。高效液相色谱仪如图 2-29 所示，枸杞子薄层鉴别色谱图和高效液相色谱图如图 2-30、图 2-31 所示。

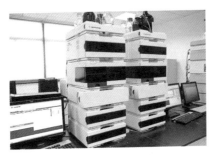

图 2-29　高效液相色谱仪

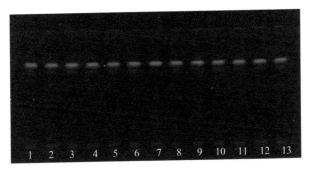

7 为枸杞子对照药材；其余均为枸杞子样品。

图 2-30　枸杞子薄层鉴别色谱图

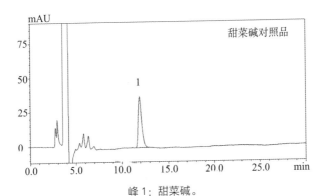

峰 1：甜菜碱。

图 2-31　枸杞高效液相色谱图

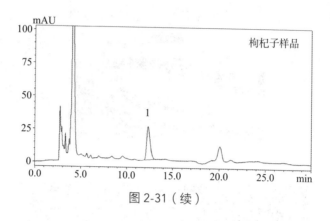

图 2-31（续）

　　利用枸杞多糖、黄酮、类胡萝卜素、甜菜碱等活性成分对样品进行判别的研究较多，主要集中在不同品种、产地、采摘期、等级等枸杞子中活性成分含量的差异性研究上。不同品种枸杞鲜果和干果中多糖和黄酮含量差异均显著，且枸杞品种和采摘期对其活性成分的含量有影响；枸杞子中微量元素的组成和含量与其产地存在相关性，利用电感耦合等离子体质谱仪和电感耦合等离子体发射光谱仪对枸杞子中多种微量元素进行测定，结合化学计量学分析（包括聚类分析、主成分分析、自组织人工神经网络分析等）可实现宁夏、甘肃和青海等不同地区枸杞子优劣的判别；采用 SDS- 聚丙烯酰胺凝胶电泳定性鉴别枸杞子，其电泳图谱能显示不同产地和不同质量的相似性及区别；利用 nrDNA ITS 序列探讨了宁夏枸杞资源的遗传多样性，采用聚类分析可将宁夏枸杞按其亲缘关系与差异进行分类。

三、枸杞子的安全性控制

（一）硫黄熏蒸带来的影响

枸杞子的
外观鉴别

枸杞子含糖较多，极易吸潮、发霉和虫蛀，而且其成分的色质也极不稳定，容易变色。为使枸杞子外观颜色好看，不少商家利用硫黄对枸杞子进行熏蒸，一是可杀死或抑制附在枸杞子上的螨虫和虫卵，起防虫作用；二是杀死或抑制药材上的霉菌，起防霉、防腐作用；三是可使枸杞子外观更好看，使枸杞子看起来新鲜，起美容作用。最重要的是硫黄熏蒸后，枸杞子可含较多水分，而外表不发霉，延长保存期，商家可获得更多利润。

枸杞子经二氧化硫熏蒸后，不仅会有二氧化硫及亚硫酸盐残留，其内在成分也可能发生变化，从而改变药材本身的疗效，熏后的枸杞子味酸，影响品质。经常服用二氧化硫残留量超标的枸杞子也会对人体产生一系列的不利影响，二氧化硫与枸杞子中的物质结合成亚硫酸盐，亚硫酸盐产生的亚硫酸具有一定的毒性，可与蛋白质的巯基进行可逆性结合反应，刺激消化道黏膜，出现恶心、呕吐、腹泻等症状，长期摄入则会对肝脏造成损害。

从《中国药典》2010 年版第二增补本起，就已规定了药材及饮片二氧化硫含量不得超过 150mg/kg；《绿色食品 枸杞及枸杞制品》（NY/T 1051—2014）对枸杞干果二氧化硫的限制是不得超过 50mg/kg；《食品添加剂使用卫生标准》（GB 1760—2007）关于亚硫酸盐在水果干类食品中的使用限制是不得超过 100mg/kg；国际食品法典委员会规定的亚硫酸盐在水果干类食品中的使用限制是不得超过 1 000mg/kg，随着这一系列标准法规和检测指标的研究和建立，规范种植、生产的枸杞子中二氧化硫残留量超标的风险有望降低。

（二）枸杞子农药残留"高"吗？

市场上大量的商品枸杞子来自人工栽培。枸杞子果实甘甜，在生长过程中较易受到病虫的危害，为了降低病虫害，提高枸杞子的品质和产量，化学防治技术在生产过程中还是占主导地位，由此也间接导致了农药残留问题。现阶段，与枸杞子中的农药残留相关的标准有《中国药典》、《食品中农药最大残留限量》（GB 2763—2019）、《绿色食品 枸杞及枸杞制品》（NY/T 1051—2014）、《蔬菜和水果中有机磷、有机氯、拟除虫菊酯和氨基甲酸酯类农药多残留的测定》（NY/T 761—2008）等标准。

根据早期文献报道，枸杞子中多见检出六六六、DDT 等有机氯类农药，随着六六六和 DDT 等 33 种农药禁止生产、销售和使用，甲拌磷、甲基异柳磷等 17 种农药在蔬菜、果树、茶叶、中草药材上也不得使用和限制使用。近些年枸杞子农残检测结果显示，以上除克百威仍有少量检出，其他禁止使用的农药成分均未检出，随着时间推移，此类农药的残留不再是主要问题。

根据近年来文献报道，枸杞子中农药残留检出率较高的成分有克百威、多菌灵、啶虫脒、吡虫啉、苯醚甲环唑、甲基硫菌灵、氰戊菊酯、哒螨酮、戊唑醇、炔螨特、氯氰菊酯、氯氟氰菊酯、毒死蜱、甲氰菊酯等成分。金红宇等于 2018 年对 40 批枸杞子中 332 种农药残留进行测定分析，结果检出农药 31 种，其中 14 种检出率大于 20%，17 种检出率为 2.7% ～ 16.2%，其他 301 种农药均未检出；杨志敏等于 2019 年对 93 批枸杞子中 48 种农药残留进行测定分析，检出农药品种 18 种。

宁夏、青海、甘肃等枸杞子主要产区近年来一直积极探索和努力研究，不断提高枸杞种植与病虫防害技术，大力推广无公害枸杞、绿色枸杞、有机枸杞，并且制定了枸杞规范化种植的技术文件。国家、地区相关部门也先后颁布《枸杞栽培技术规程》（GB/T 19116—2003）、《无公害食品 枸杞生产技术规程》（NY/T 5249—2004）、《绿色食品：产地环境技术条件》（NY/T 391—2013）、《绿色食品：肥料使用准则》（NY/T 394—2013）、《绿色食品：农药使用准则》（NY/T 393—2013）等标准，这些标准使农药使用更加规范化、系统化、科学化，促进使用低毒、高效、易降解的农药品种有重要意义。随着种植技术研究的深入和相关法规与检测指标的研究与建立，枸杞的农药残留问题将得到极大的改善。

四、枸杞子的商品规格与等级划分

商品规格和等级划分是市场上枸杞子定价的重要依据，也是评价其品质的外在标志，可作为衡量和评价其作为药材和食品质量优劣的标准。枸杞子的历史商品规格可分为贡果、盖枣王、正副枣王、枣杞、奎杞、津血杞。按照产区地理位置又可分为"西枸杞"和"血枸杞"，西枸杞泛指宁夏、青海、甘肃、内蒙古、新疆等地的产品，其果实多作为中药材"枸杞子"使用，粒大、糖质足、肉厚、籽少、味甜；血枸杞系指河北、山西等地产品。

根据《中国药典》2020 年版及《七十六种药材商品规格标准》的收载，枸杞子分为五个等级，主要以果实大小、色泽、质地和味道作为评判指标（表 2-5、表 2-6、图 2-32）；中国国家标准化委员会于 2014 年 6 月发布了最新的枸杞分级标准 GB/T 18672—2014，根据果实的形状、色泽、粒度及含糖量等条件，将枸杞分为四个等级；枸杞子出口商品又分为特级（贡果面）、甲级（贡果王）、乙级（贡果）、丙级（超王杞）。但枸杞子作为药材使用时，仅凭借干果大小等外观指标来判断其品质优劣、划分等级，有不妥之处。为了科学评价其质量，将外观指标和有效成分含量结合起来进行综合评价，建立药材等级标准，既体现枸杞传统的评价方法，又体现现代研究成果，可较为完善地评价枸杞子的质量。

表 2-5　枸杞干货商品规格等级（《七十六种药材商品规格标准》）

等级	规格	颜色	味道质地	杂质
一等	每 50g ≤ 370 粒	鲜红、紫红或红色	糖质多,质柔软滋润,味甜	无油果、杂质、虫蛀、霉变
二等	每 50g ≤ 580 粒	鲜红、紫红色	糖质多,质柔软滋润,味甜	无油果、杂质、虫蛀、霉变
三等	每 50g ≤ 900 粒	红褐色或淡红色	糖质较少,质柔较滋润,味甜	油果、杂质、虫蛀、霉变
四等	每 50g ≤ 1 100 粒	红褐色或淡红色	糖质少,味甜	油果 < 15%,无杂质、虫蛀、霉变
五等	每 50g > 1 100 粒	色泽深浅不一	糖质少,味甜	破子、油果 < 30%,无杂质、虫蛀、霉变

表 2-6 枸杞干货商品规格等级（GB/T 18672—2014）

等级	规格	颜色	味道	含糖量
特优	每 50g ≤ 280 粒			> 45.0%
特级	每 50g ≤ 370 粒			> 39.8%
甲级	每 50g ≤ 580 粒	红色	甘甜	> 24.8%
乙级	每 50g ≤ 900 粒			> 24.8%

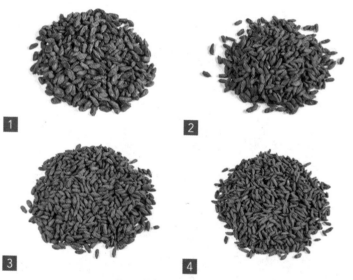

1. 一等枸杞；2. 二等枸杞；3. 三等枸杞；4. 四等枸杞；

图 2-32 不同等级规格的枸杞子

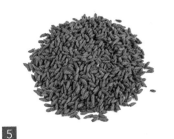
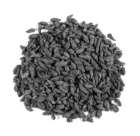

5. 五等枸杞；6. 统货。

图 2-32（续）

第四节　此"枸杞子"非彼"枸杞子"

一、概述

随着人民生活质量不断提高，人们开始重视食用枸杞来保健。枸杞在全国各主药产区均有大量栽培种植，产量丰富，因此枸杞子的非正品和混淆品相对较为少见，但市场中还是存在部分枸杞子的混淆品种，如果错误食用或药用，存在安全风险。《中国药典》2020 年版收载的枸杞子为茄科植物宁夏枸杞 *Lycium barbarum* L. 的干燥成熟果实。认清正品，则较为容易分辨枸杞混淆品。

枸杞子混淆品都有一个共同的特点，就是混淆品原植物名称或别称中都带有"枸杞"二字，但此"枸杞"非彼"枸杞"，有必要结合外观性状实例介绍枸杞子混淆品的原植物和正品"宁夏枸杞"之间的区别，有助于更好地了解和使用枸杞。枸杞子常出现的混淆品种详见表2-7。

表2-7　枸杞子混淆品种情况

混淆品名称	别称	植物基源
枸杞	中华枸杞、山枸杞	茄科植物枸杞 *Lycium chinense* Mill. 的干燥成熟果实
北方枸杞	河北大枸杞、西北枸杞	茄科植物北方枸杞 *Lyium chinense* Mill. var. *potaninii* (Pojark.) A. M. Lu 的干燥成熟果实
新疆枸杞	北城子、毛蕊枸杞	茄科植物新疆枸杞 *Lycium dasystemum* Pojank 的干燥成熟果实
黄芦木果实	野枸杞、酸醋溜	小檗科植物黄芦木 *Berberis amurensis* Rupr. 的干燥成熟果实

二、主要混淆品的性状特征

（一）中华枸杞、山枸杞——枸杞

枸杞（中华枸杞）*Lycium chinense* Mill. 原为枸杞子历史基源品种之一，在《中国药典》1963年版、《中药大辞典》、《中药鉴定学》（成都中医学院，1979）中，枸杞子基源均为茄科植物宁夏枸杞 *Lycium barbarum* L. 或枸杞 *Lycium chinense*

Mill. 的成熟果实。《中国药典》从 1977 年版至 2020 年版均将枸杞子基源单列为茄科植物宁夏枸杞的干燥成熟果实，枸杞（中华枸杞）不再是枸杞子的法定基源之一，为非正品。混淆原因：①功效相近；②长期历史沿用、地方习用；③来源植物形态十分相似（同科属）。由于现在正品宁夏枸杞产量丰富，混用现象已经较少出现。

1. 标准收录　枸杞（中华枸杞），来源为茄科植物枸杞 *Lycium chinense* Mill. 的干燥成熟果实（图 2-33），原收载于《中国药典》1963 年版作为枸杞子药材基源植物之一，自 1977 年版起已不再作为枸杞子药材基源。枸杞（中华枸杞）的根皮现作为药材"地骨皮"使用。

2. 性状特征

【形状】枸杞（中华枸杞）干果呈椭圆形、类球形或圆柱形，两端略尖。

【大小】长 7 ~ 15mm，直径 3 ~ 5mm，比宁夏枸杞略小。

【表面】表面红色至暗红色，果皮薄而小，隔皮可见种子，具不规则的皱纹，无光泽。

【质地】质柔软而略滋润。

【种子】10 ~ 30 粒，种子较宁夏枸杞大，形状略同。

【气味】气微，味甜、微酸。

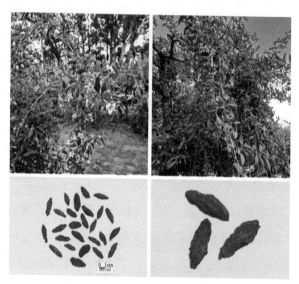

图 2-33　枸杞（*Lycium chinense* Mill.）原植物及干果性状

（二）河北大枸杞、西北枸杞——北方枸杞

北方枸杞 *Lyium chinense* Mill. var. *potaninii*（Pojark.）A. M. Lu 为枸杞（中华枸杞）的变种，其果实无药用收载历史，为非正品（图 2-34）。混淆原因：来源植物形态十分相似（同科属）。由于正品基源宁夏枸杞产量丰富，近年来混用较少发现，其根皮也作为中药材"地骨皮"使用。

性状特征

【形状】北方枸杞干果呈长条状椭圆形，两端略尖。

【大小】果实长而大，长 10~20mm，直径约 5mm。

【表面】表面鲜红色至暗红色，果皮薄而小，隔皮可见种子。

【质地】质柔软而略滋润。

【种子】20粒以下，种子较宁夏枸杞大，形状略同。

【气味】气微，味微酸涩、苦。

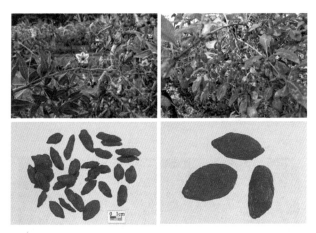

图 2-34　北方枸杞（*Lycium chinense* Mill. var. *potaninii*
Pojank.）原植物及干果性状

（三）新疆枸杞

新疆枸杞 *Lycium dasystemum* Pojank 在民族药有使用记
载，但暂无药材标准收录。新疆枸杞与宁夏枸杞为近缘品
种，性状十分相似（图 2-35），在我国新疆、甘肃和青海以
及中亚地区有野生资源分布，但蕴藏量较少，《新疆维吾尔
自治区重点保护野生植物名录》已将其列为二级保护野生植

物，新疆枸杞还有 1 个变种为红枝枸杞 *Lycium dasystemum* Pojark. var. *rubricaulium* A. M. Lu。混淆原因：来源植物形态十分相似（同科属）。由于野生资源蕴藏量和栽培种植量远少于宁夏枸杞，近年来混用较少发现。

性状特征

【形状】新疆枸杞干果呈椭圆形或类球形。

【大小】长在 10mm 以下，直径 5mm 以下。

【表面】表面暗红色，果肉少，隔皮不可见种子，无光泽。

【质地】质略柔软。

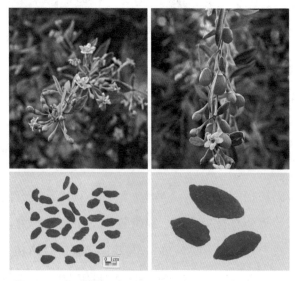

图 2-35　新疆枸杞（*Lycium dasystemum* Pojank）
原植物及干果性状

【种子】20 粒以下或更少，种子大小与宁夏枸杞相似。

【气味】气微，味甘甜而酸。

（四）野枸杞、酸醋溜——黄芦木果实

黄芦木 *Berberis amurensis* Rupr.，又名"大叶小檗"，为多年生落叶灌木，多有野生，现广泛栽培作为城市观赏绿化植物。黄芦木的果实亦为浆果，民间称为"野枸杞""酸醋溜"，果实长卵形或椭圆形，鲜红色，基部常被白粉（图2-36）。有文献报道有人误将黄芦木的果实做枸杞子食用，带来用药安全隐患。混淆原因：干果外观性状类似。近年来作为枸杞子混用的报道较少。

1. 标准收录　黄芦木果实无药用标准收载。《宁夏中药材标准》（1993 年版）将其茎皮和根皮作为地方药材"小檗皮"使用；《中华人民共和国卫生部药品标准》（蒙药分册）、《甘肃省中药材标准》（2009 年版）、《北京市中药材标准》（1998 年版）、《山西中药材标准》（1987 年版）将其茎皮和根皮作为地方药材"三颗针"使用。

2. 果实形态特征

【形状】呈长卵形或椭圆形，顶端略圆。

【大小】长 10~15mm，直径 4~6mm。

【表面】表面鲜红色或暗红色，果皮具不规则皱纹，无

光泽。

【质地】质柔润，体轻。

【种子】1～2粒，种子长椭圆形，棕黑色。

【气味】气微，味酸、微甜，回味极苦。

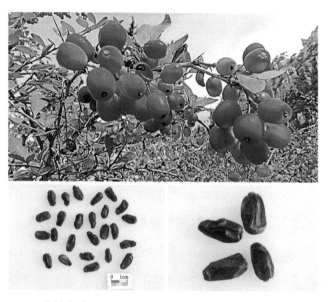

图2-36　黄芦木（*Berberis amurensis* Rupr.）原植物及干果性状

三、混淆原因解读

（一）物名近似

枸杞子是"药食同源"品种，作为中药材，可滋补肝肾、益精明目，多配方使用；作为食品，枸杞子可以泡水、熬汤、煲粥等，已被广大人民群众接受，而成为一款简单易得的滋补保健品。枸杞子所谓"药食同源"，来源多指宁夏枸杞 *Lycium barbarum* L.，而与宁夏枸杞同科同属的植物中，有很多与其果实形态相似，而且名字中都带有"枸杞"二字，我国枸杞属植物资源在《中国植物志》记载了7种3变种，主要分布于我国北方。近年来经研究人员梳理发现共有野生枸杞11种4变种。在地方药材习用或作为农产品推广的过程中，部分品种逐渐冠以"山枸杞""野枸杞"等名称，容易造成混淆。

（二）药用基源的变迁

枸杞子是我国传统"中药材"的商品名称，不是一个植物学意义上的"种"名，枸杞子作为一种中药材，入药历史已有2 000余年，入药用植物的"种"经历了"枸杞"向"宁夏枸杞"的转变。我国最早成书的药学专著《神农本草经》所列上品的"枸杞"，性寒，味苦，干果药味重，嚼食口感"苦、麻"，应该是植物分类上的"枸杞"或同属其他种。该种在全国有广泛的自然分布，正如古本草云"今处处有之"。现在其变种"北方枸杞"依然在河北巨鹿、青龙一带有种植，韩国也将其作为入药正品。而明清之后入药的枸杞"味甘；性平"，应该是植物分类上的"宁夏枸杞"，自然分布主要在我国自然降水 400mm 以下的"青、新、甘、宁、蒙"等西北地区。枸杞过去主要人工栽培在"宁夏中宁"地区，中华人民共和国成立之前中文通用名为"中宁枸杞"，后来"种名"被确定为"宁夏枸杞"，因而我们现在讲的"枸杞子"品种科学意义上是讲应该为"宁夏枸杞"。《中国药典》1977年版及之后版本以法定确立了宁夏枸杞为枸杞子药材来源的唯一植物种名，其后，其他同科同属种皆为枸杞子药材的混淆品及非正品而退出中医药临床。枸杞 *Lycium chinense* Mill.的干燥果实外观性状与宁夏枸杞 *Lycium barbarum* L. 亦十分相似，其根皮可作为中药材"地骨皮"入药，因此也有一定规模的种植，容易造成混淆。

（三）地区和民间习用

部分非枸杞属植物在民间习用的过程中，名称也带有"枸杞"二字，比如中药材"小檗皮"或"三颗针"的果实，在我国东北地区民间也称其为"野枸杞"或"狗奶果"，其基源实为小檗科植物黄芦木 *Berberis amurensis* Rupr.，民间有将其当作野生枸杞子食用或药用的现象，但其干果性状与正品枸杞子有较大差异，且活性成分不同，通过传统经验鉴别和现代药物分析技术均能较好区分。

第三章

枸杞子之用

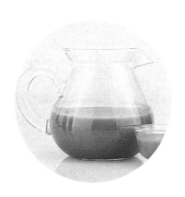

第一节 枸杞子的药理作用

《神农本草经》记载枸杞"久服轻身不老、耐寒暑",李时珍在《本草纲目》中写道:"枸杞,补肾,生精,养肝,明目,坚精骨,去疲劳,易颜色,变白,明目安神,令人长寿。"可见枸杞子有着很好的补肾益精、养肝明目功效。中医认为枸杞子能够补肾、明目、润肺,可用于治疗肝肾不足或精血不足所致的头晕目眩、视力减退、消渴等症,且疗效确切显著。民间单用枸杞子一味,蒸熟嚼食,每次一钱,每日2~3次,治糖尿病病情较轻者,有一定疗效。

枸杞子所含化学成分类型众多,主要包括多糖、黄酮、酚酸、生物碱、皂苷、维生素、色素、氨基酸和矿物质等。其中枸杞多糖被认为是枸杞子发挥药理作用的主要活性成分之一,主要由鼠李糖、半乳糖、葡萄糖、甘露糖、木糖、半乳糖醛酸与多种氨基酸或脂质构成的水溶性复合多糖,具有抗氧化、抗衰老、降血糖、降血脂、抗肿瘤、增强免疫和护眼等多种作用。枸杞子中另一类主要活性成分是黄酮类化合物,具有抗氧化、抗炎症、抗血管生成、降血脂等功效。枸杞子中亦含有生物碱类成分,主要包括莨菪烷类、哌啶类、吡咯类、酰胺类和咪唑类等。其中吡咯类生物碱,具有一定的保肝活性;酰胺类生物碱具有显著的抗氧化活性;甜菜碱具有抗氧化和肝脏保护作用,能够用于预防脂肪肝。同时,枸杞子中还存在大量其他营养物质，如类胡萝卜素主要包括β-胡萝卜素、β-隐黄质、玉米黄质及各种类胡萝卜素脂肪酸酯。这类成分具有明目、抗癌、预防动脉粥样硬化等功效，玉米黄质在肝脏损伤及糖尿病视网膜病变中具有一定的保护功能。目前研究表明，枸杞子及其所含成分的药理活性主要表现在降血糖、降血脂、抗动脉粥样硬化、保肝、抗氧化、抗衰老、抗肿瘤、免疫调节、明目、神经保护等方面。

一、降血糖作用

枸杞子提取物对 2 型糖尿病患者的血糖调节作用明显，能显著抑制体内葡萄糖的吸收，从而调节血糖和改善胰岛素活性，改善糖尿病各种并发症的症状。其中发挥降血糖作用的主要活性成分是枸杞多糖。目前已分离得到的两种水溶性枸杞多糖能够抑制细胞对葡萄糖的吸收而达到降血糖作用；另一种酸性枸杞多糖 LBP-s-1 则主要是通过增加葡萄糖代谢和胰岛素分泌，促进胰岛 β 细胞增殖，从而发挥胰岛素增敏活性和降血糖作用。枸杞多糖可降低 2 型糖尿病大鼠空腹血糖水平，提高空腹胰岛素、C-肽、糖基化血红蛋白水平，且呈剂量依赖性；还能上调 2 型糖尿病大鼠胰十二指肠同源框因子（PDX-1）和胰岛素 mRNA 的表达，有效改善大鼠胰岛β 细胞的合成和分泌功能损伤。另外，枸杞多糖还能够显著抑制 2 型糖尿病大鼠胰腺组织中一氧化氮合酶的表达，减轻一氧化氮对胰岛 β 细胞的氧化损伤程度；降低丙二醛水平，升高超氧化物歧化酶水平，通过抑制氧化损伤来改善大鼠的葡萄糖代谢。

枸杞多糖降血糖作用的分子机制主要包括：①枸杞多糖可以通过 PI3K/AKT 途径磷酸化激活核转录因子红系 2 相关因子 2，增加抗氧化酶和血红素氧合酶的表达，降低活性氧水平，减少细胞凋亡，进而发挥保护胰岛 β 细胞的作用；②枸杞多糖通过激活 Nrf2 可以逆转糖酵解和糖异生相关基因的表达，改善葡萄糖代谢；③枸杞多糖通过调控葡萄糖转运蛋白 4 的转位和激活来调控葡萄糖的吸收，改善胰岛素抵抗。

二、降血脂及抗动脉粥样硬化作用

脂质代谢与心血管疾病密切相关，高血脂是诱发动脉粥样硬化的主要原因之一。枸杞子具有改善外源性脂质代谢和降血脂作用。枸杞子水提物能有效降低高脂血症大鼠血清中总胆固醇、甘油三酯、低密度脂蛋白的含量，升高高密度脂蛋白水平。枸杞子能够限制动脉壁胆固醇沉积，促进胆固醇的清除。枸杞多糖能够有效降低高脂血症小鼠血清甘油三酯、血清胆固醇、低密度脂蛋白水平，升高高密度脂蛋白水平，减少丙二醛含量。因此，枸杞多糖具有预防和治疗高脂血症和动脉粥样硬化的作用。

　　高脂血症时，体内自由基产生和清除之间的平衡遭到破坏，许多自由基清除剂如超氧化物歧化酶活性降低，从而产生大量脂质过氧化物及其终产物，这些物质可直接损伤内皮细胞，导致内皮细胞退行性变化和通透性增强，低密度脂蛋白经氧化修饰，可以促进单核细胞和平滑肌细胞对低密度脂蛋白的吞噬，减少胆固醇的清除，加速动脉粥样硬化的形成过程。枸杞多糖能够升高超氧化物歧化酶活性，增强抗氧化能力，保护内皮细胞，从而明显减轻或减少粥样斑块的程度和面积，改善高脂血症大鼠主动脉的氧化应激状态，延缓动脉粥样硬化的发生。此外，炎症反应始终伴随动脉粥样硬化，炎症会损伤内皮细胞，引起炎性纤维增生及脂质沉积，从而加重动脉粥样硬化。与动脉粥样硬化模型组比较，枸杞多糖能够显著降低一氧化氮、C-反应蛋白浓度，表明枸杞多糖能够减少高脂血症大鼠一氧化氮的产生，缓解内皮细胞的损伤，阻止内皮细胞的凋亡，从而延缓动脉粥样硬化的发展。

三、保肝作用

枸杞子提取物预防给药能够改善对乙酰氨基酚引起的大鼠肝损伤，使大鼠血清中的谷草转氨酶、谷丙转氨酶、总氧化态和氧化应激指数明显下降，并使得抗氧化酶水平得到恢复，明显改善肝组织Ⅰ期、Ⅲ期损伤。枸杞子提取物可以显著提高抗氧化酶水平，并抑制炎症介导因子包括诱导型一氧化氮合酶、环氧合酶-1和环氧合酶-2的释放；对于四氯化碳引起的小鼠肝脏脂质过氧化损伤具有非常显著的保护作用。枸杞子对酒精引起的肝损伤具有明显的保护作用。连续30天摄入枸杞子可以显著逆转酒精引起的各种疾病指标的变化，提高机体抗氧化能力，抑制脂肪肝的发病进程。

　　肝损伤涉及酒精性脂肪肝、非酒精性脂肪肝或化学试剂诱导的急性肝损伤。其中酒精性脂肪肝是"酒精性肝病"的一种类型，酒精性肝病是全球发病率及死亡率最高的疾病之一，转化为"肝硬化"甚至肝癌的概率也远远超过了非酒精性脂肪肝。

　　四氯化碳是一种趋肝性化学毒物，经肝细胞内质网中的细胞色素 P450 代谢分解，诱导细胞脂质过氧化反应，导致肝细胞的凋亡和肝脏的损伤。继之肝细胞内的谷草转氨酶、谷丙转氨酶等会溢出胞外，导致血清中各指标含量明显升高。枸杞多糖对四氯化碳诱导的小鼠急性肝损伤具有明显的保护作用；经枸杞多糖预处理能明显减少四氯化碳导致的肝坏死及血清谷丙转氨酶水平，抑制细胞色素 P450 2E1 表达，提高抗氧化酶活性，降低一氧化氮代谢和脂质过氧化水平，促进肝再生；枸杞多糖能有效缓解大鼠摄入乙醇后诱发的肝毒性和酒精性脂肪肝的发展，从而发挥保肝作用。

细胞色素 P450 2E1 主要分布在肝脏中，参与活性氧自由基的生成，引发氧化应激反应、脂质过氧化反应、炎性反应和细胞凋亡等过程，进而对机体产生毒性，诱发脂肪性肝病等疾病。

此外，甲硫氨酸 - 胆碱缺乏的饮食喂养小鼠是一种非酒精性脂肪性肝炎模型，单纯缺乏甲硫氨酸 - 胆碱的小鼠显示出较轻的体重和较高程度的脂肪性肝炎、脂肪变性、氧化应激、炎症和纤维化的增加。枸杞子提取物能够有效地防止肝脏巨噬细胞浸润和炎性细胞因子释放，降低氨基转移酶的血清水平，降低肝损伤的严重程度。

通过对枸杞子保肝作用及其潜在机制的研究发现，枸杞子在抑制肝脏毒素、抑制相关酶活性、降低炎症以及氧化应激反应等方面发挥着重要作用。枸杞子主要是通过介导 p53、腺苷酸活化蛋白激酶和核转录因子信号通路减少氧化损伤、减少炎症反应和抑制肝细胞凋亡来保护肝脏免受各种损伤。枸杞子水提物通过下调核转录因子的结合活性，抑制一氧化氮合酶活性、一氧化氮含量及肿瘤坏死因子 -α 转移，达到抗炎保肝的目的。枸杞多糖能通过 p53 依赖的信号通路有效抑制肝细胞凋亡，缓解氧化应激，减少肝炎症因子和 β 纤维化因子表达；选择性激活 AMPKα2，增强线粒体生物合成，增强线粒体自噬，从而抑制脂肪肝的形成；也可以明显改善大鼠肝组织和提高游离脂肪酸水平，降低脂肪酸合酶活性，平衡脂质代谢。

枸杞子中含有的化学成分甜菜碱也具有保肝作用。大鼠长期（75 天）口服枸杞子水提取物或甜菜碱，可升高大鼠血及肝中的磷脂水平；事先或者同时服用甜菜碱可以提高四氯化碳诱导的大鼠肝损伤中磷脂、总胆固醇含量。甜菜碱还能够通过阻止内质网的损伤，促进蛋白质合成及解毒作用，恢复肝细胞的功能，并促进肝细胞再生以达到保护肝脏的作用。

四、抗氧化及抗衰老作用

衰老是一个生理功能持续退化，器官功能损伤对疾病敏感性增加的过程，正常代谢过程中产生的自由基是导致人体衰老的主要原因，衰老与细胞的氧化损伤密不可分。枸杞子中多种成分都具有抗氧化活性，其中枸杞多糖、黄酮类化合物和类胡萝卜素等是良好的天然抗氧化剂。它们主要是通过提高抗氧化酶的活性、清除氧自由基、降低分子生物氧化物的产生等途径发挥抗氧化活性，因此枸杞子具有延缓衰老的作用。枸杞子中的酰胺类化合物，如香豆酰酪氨、咖啡酰酪氨均有很强的 DPPH 清除和抑制脂质过氧化的能力。

枸杞多糖延缓衰老的作用与其抗氧化活性有关。枸杞多糖可以直接清除细胞中的羟自由基，抑制自发或由羟自由基引发的脂质过氧化反应。D- 半乳糖可导致动物体内自由基产生过多而引起衰老，衰老小鼠灌服枸杞多糖能提高小鼠体内抗氧化酶活性，如谷胱甘肽过氧化物酶和超氧化物歧化酶的活性，从而可以间接清除过量的自由基，降低丙二醛和脂褐素含量，起到延缓衰老的作用。

枸杞多糖的抗衰老作用机制主要是通过提高机体抗氧化能力，下调衰老相关基因（如 p53、p21 和 Bax 等），从而抑制氧化应激诱导的细胞凋亡实现的。在血管紧张素 II 诱导的人脐静脉内皮细胞复制性衰老模型研究中发现，枸杞多糖可以通过下调 p53 和 p16 的表达促进细胞增殖，从而延缓细胞衰老。不仅如此，枸杞多糖还能够抑制大鼠、小鼠因自然衰老、糖尿病、高脂饮食、缺氧、锻炼等因素诱导的氧化应激，上调血中和肝脏、脑、心脏、骨骼肌等器官中抗氧化酶的活性，提高抗氧化能力，抑制脂质过氧化水平；增强老年小鼠白细胞介素 -2 活性，抑制 6- 羟基多巴胺引起的细胞活力下降，降低凋亡细胞比例，抑制 6- 羟基多巴胺引起的细胞核浓缩。枸杞多糖还可以显著抑制斑马鱼胚胎复制性衰老，延长果蝇或小鼠的平均寿命。

五、抗肿瘤作用

枸杞子对于呼吸、生殖、泌尿、消化系统等的肿瘤细胞都有一定的抑制效果。肿瘤细胞的最大特征是恶性增殖、细胞增殖与凋亡失衡。枸杞子不会直接对癌细胞产生杀伤作用，其抗肿瘤作用主要体现在：①枸杞子能够发挥降低肿瘤细胞活性、抑制肿瘤细胞增殖、改变细胞周期、促进细胞凋亡等作用；②枸杞子能够通过提升机体的免疫力，增强癌细胞对放、化疗及免疫的敏感性，增加宿主对细胞毒化疗的耐受能力而起辅助治疗癌症的作用。

目前研究证实，枸杞多糖的抗肿瘤机制是一系列非常复杂的调控过程。枸杞多糖不仅在多种不同肿瘤细胞系中可以不同程度地抑制肿瘤细胞增殖，而且在整体动物水平同样具有抑制肿瘤生长和转移的作用。枸杞多糖可以通过调节细胞周期调控因子、细胞内凋亡信号通路等，抑制肝癌细胞、结肠癌细胞、胃癌细胞增殖，对小鼠实体瘤生长也具有明显的抑制作用。枸杞多糖还可以促进肝癌小鼠白介素 -2 的产生，降低血管内皮生长因子水平，导致肿瘤间质血管生成减少，不能为肿瘤细胞生长提供所需的营养物质，进而抑制肿瘤细胞的生长。枸杞多糖联合干扰素 α-2b 能够有效抑制小鼠肾癌细胞的生长，诱导肾癌细胞凋亡。此外，还发现有两种枸杞多糖能够通过影响肝癌细胞钙离子信号通道来促进肝癌细胞的凋亡。

枸杞多糖还可通过脾、胸腺免疫器官、B细胞、T细胞、辅助细胞、树突状细胞等多途径、多层面地提高机体免疫力而实现抗肿瘤作用。枸杞多糖对巨噬细胞在非特异性抗肿瘤或特异性抗肿瘤过程中均具有激活作用。枸杞多糖通过提高肝癌荷瘤小鼠细胞和分子免疫活性，促进白介素 -2 的产生，降低血管内皮生长因子蛋白的表达，抑制实体瘤生长，发挥抗肿瘤作用。枸杞多糖不仅能够通过血管新生突进抑制人乳腺癌细胞的生长和增殖，还能够显著增强小鼠巨噬细胞吞噬能力，增强免疫系统功能，抑制移植的小鼠腹水瘤细胞的生长。此外，枸杞多糖尚可通过增强肝癌小鼠中淋巴细胞转化率，刺激自然杀伤细胞释放，诱导干扰素生成，促进肿瘤细胞与巨噬细胞结合，从而产生特异性免疫杀伤肿瘤细胞，起到抑制肿瘤的作用。

枸杞多糖能够抑制人脐静脉细胞的迁移和增殖，以及肿瘤血管的形成，从而有效抑制肿瘤的生长及转移。另有研究表明，枸杞多糖可以通过抑制小鼠肝癌组织的端粒酶逆转录酶表达、降低端粒酶活性，对小鼠移植性肝癌的生长起到抑制作用。临床用药时，枸杞多糖可以作为一种辅助药物与化疗药物联合使用，具有增效减毒的作用。环磷酰胺是一种广谱抗肿瘤药，枸杞多糖与环磷酰胺合用能够增强其抑瘤作用。

六、免疫调节作用

枸杞子对免疫功能的调节机制是多环节的，多种细胞内信息传递机制参与其中。枸杞子能显著提高机体的非特异性免疫力。小鼠灌服枸杞子水提取液（或肌内注射醇提取物）和灌服枸杞多糖，给药后小鼠的脾腺和脾脏重量增加，能够提高小鼠巨噬细胞的吞噬能力和自然杀伤细胞的杀伤功能。另一方面，枸杞子也能提高机体的特异性免疫抵抗力。老年人服用枸杞制剂后，淋巴细胞应答能力增强；老年人服用枸杞子 3 周后，有 2/3 以上受试者 T 细胞转化功能升高、白介素 -2 分泌增加。枸杞多糖可以提高小鼠脾脏 T 细胞的增殖功能，对老年小鼠抑制性 T 细胞也有明显调节作用，能够增强淋巴细胞的活性。由此可见，枸杞对细胞免疫功能具有很好的调节作用。不仅如此，枸杞子还能够调节机体的体液免疫功能，老年人服用枸杞子后免疫球蛋白 A、C、M 均有所升高；给大鼠灌胃枸杞袋泡茶，持续 2 周，可以明显提高免疫球蛋白（尤其是免疫球蛋白 M）含量和补体活性。

枸杞多糖可以直接作用于免疫活性细胞，促进免疫活性细胞钙离子增加。枸杞多糖可以促进 T 细胞、B 细胞、巨噬细胞、自然杀伤细胞和树突细胞的增殖和活化，在人外周血单核细胞中促进白介素 -2 和肿瘤坏死因子 -α 的上调从而诱导免疫反应。枸杞多糖糖原部分可以显著促进脾细胞增殖，诱导脾细胞中白介素 -6、白介素 -8、白介素 -10 和肿瘤坏死因子 -α 的产生。枸杞多糖还可以作为 TLR4 /p38 MAPK 信号通路的激活剂，通过激活免疫反应中重要的转录因子（如核转录因子、激活蛋白 -1、活化 T 细胞核因子等），上调细胞因子来调控各种免疫细胞的活化、增殖和成熟。此外，枸杞多糖还能显著增加巨噬细胞活力，并能减轻氢化可的松诱导的大鼠脾脏细胞凋亡。

枸杞多糖不仅能够促进免疫，同时还是一种良好的免疫调节剂。枸杞多糖能有效提升小鼠巨噬细胞的吞噬百分比和吞噬指数，且其血清溶酶菌活力显著增强。相反，在脂多糖诱导的炎症反应中，枸杞多糖则具有一定的抑制免疫反应的作用。因此，枸杞多糖在免疫炎症反应中发挥着重要的调节功能。

目前临床上将枸杞多糖当作免疫辅助剂应用，可明显提高正常小鼠经刀豆蛋白 A 诱导的脾脏 T 细胞增殖反应和 DNA、蛋白质的生物合成；同时还可以对抗小鼠受环磷酰胺免疫抑制而导致 T 细胞、细胞毒性 T 细胞和自然杀伤细胞的免疫功能低下。

此外，枸杞多糖也可以作为疫苗的辅助剂发挥作用。将枸杞多糖与衣原体疫苗混合共同注射小鼠，可以显著提高抗体水平，诱导 γ 干扰素和白介素 -2 的表达，从而使小鼠脾中发生更强的 Th1 免疫反应以清除支原体。枸杞多糖与厌氧短小棒状杆菌菌苗合并应用，作用于免疫应答不同环节的免疫增强剂可获得协同效应，可减少二者的用量，增强效应，减低厌氧短小棒状杆菌菌苗的毒副作用。

七、护眼明目作用

枸杞子具有护眼明目作用，早在《本草通玄》中就有枸杞子治疗消渴目病的记载："枸杞子补肾益精，水旺则骨强，而消渴目昏，腰疼、膝痛无不愈矣。"枸杞子既能降糖，又能补肝明目。中医认为消渴目病指的是糖尿病视网膜病。糖尿病视网膜病是目前致盲的主要原因之一，是由于长期慢性高糖血症导致，并受全身新陈代谢、内分泌及血液因素等影响。枸杞子具有保护糖尿病大鼠视网膜组织氧化损伤的作用，64例糖尿病视网膜病变患者给予枸杞子治疗3个月，结果显示治疗组患者血清中脂质过氧化物含量比治疗前明显下降，而维生素C含量和超氧化物歧化酶活性比治疗前显著升高。

枸杞多糖越来越多地被用于眼睛保护，如对于视网膜细胞、光感受器细胞的保护，以及对视网膜结构、微血管、视神经等的修复等。枸杞多糖虽然无法延缓突发性退化，却可以延缓继发性退化。通过糖尿病性视网膜疾病、青光眼和视网膜色素变性等动物模型的研究，发现枸杞多糖可直接保护视网膜神经细胞，亦可通过抗氧化、调节血管功能和调节免疫反应等间接地发挥明目作用。枸杞多糖可提高糖尿病视网膜组织中抗坏血酸水平和超氧化物歧化酶活性，降低脂质过氧化物水平和丙二醛含量，从而减轻视网膜组织的氧化损伤，减少神经细胞凋亡，减慢疾病进程。此外，枸杞多糖还能够降低糖尿病大鼠视网膜血管中血管内皮生长因子的含量，并保护视网膜各层细胞，可减轻血管内皮细胞和外周细胞的水肿，以及抑制基底膜的增厚和线粒体的变性，同时还能减轻视细胞的水肿及变性，从而起到保护视网膜的作用。

急性眼高压小鼠喂食枸杞多糖可降低内皮素 -1、β 淀粉样蛋白以及晚期糖基化终末化产物及其受体的过表达，并进一步减轻血管损伤和神经退化，保护血眼屏障。在视网膜缺血损伤小鼠模型中，枸杞多糖可显著抑制视网膜毛细血管渗漏，维持血 - 视网膜屏障稳定；可以通过上调封闭蛋白的表达、稳定视网膜屏障紧密连接、减少血 - 视网膜屏障的渗漏，以抑制糖尿病性视网膜疾病的进展。枸杞多糖还能够通过调节视网膜小胶质细胞的免疫活性，保护慢性高眼压损伤大鼠视网膜节细胞。

枸杞多糖对视神经的保护作用及其机制涉及多个层面。枸杞多糖可以通过调节小胶质细胞和巨噬细胞的功能，缓解部分视神经切断术后的轴索变性，延迟中枢神经系统的继发性变性。继发性损伤与青光眼有密切关系，谷氨酸 /β 淀粉样蛋白是青光眼的视网膜神经节细胞退化的诱因，枸杞多糖可以对抗谷氨酸 /β 淀粉样蛋白引起的大脑皮质神经元凋亡。青光眼的主要病理学特征是视网膜节细胞丢失。枸杞多糖能够抑制感光细胞的损失，保护视网膜神经节细胞和减少视网膜内层厚度损失；还能通过激活小神经胶质细胞，以及降低内皮素 -1 的表达和调控其受体的表达量，达到调节视网膜血液循环、保护视网膜细胞的作用，对青光眼大鼠的视神经起到保护作用。

枸杞多糖能够通过调节活性氧自由基的产生和抗氧化酶的活性，调控 B 细胞淋巴瘤 / 白血病 -2 基因抑制过氧化氢诱导的晶状体上皮细胞的凋亡；通过下调晶状体中的晚期糖基化终产物受体、内皮素 -1、β 淀粉样蛋白和晚期糖基化终产物以及与之相关的信号通路实现对视网膜神经的保护。

枸杞中含有的叶黄素和玉米黄质对视网膜具有一定的保护作用，玉米黄质可以有效预防和治疗年龄相关性黄斑变性。日常食物中补充一定量的枸杞子可以增加玉米黄质的血浆浓度，有利于维持黄斑色素的密度。

八、神经保护作用

枸杞子对神经细胞具有一定的保护作用。枸杞提取物能够有效调节大鼠中枢神经系统，增强神经系统的适应性，促进神经系统损伤的功能性恢复。对于神经性疾病，如阿尔茨海默病、帕金森病、中风、脊柱脊髓损伤等具有一定的防治功效，并且在氧化应激、炎症和细胞凋亡等方面的副作用较小。

阿尔茨海默病是临床上非常常见的神经退行性疾病之一，它的特征性病变为形成老年斑，其主要成分为 β 淀粉样蛋白。阿尔茨海默病可以导致小鼠学习和记忆障碍，枸杞子对阿尔茨海默病具有一定程度的改善作用。枸杞子提取物能显著降低小鼠海马体内的β淀粉样蛋白沉积。枸杞多糖可降低β淀粉样蛋白诱导激活的半胱氨酸天冬氨酸蛋白酶级联反应和神经细胞死亡。不同溶剂提取的枸杞多糖的抗β淀粉样蛋白的作用机制不同，酸性枸杞多糖主要在于激活可以促进细胞存活的蛋白激酶B通路，而水溶性枸杞多糖则主要通过抑制凋亡相关通路，降低β淀粉样蛋白的产生来保护神经细胞。鱼藤酮作为一种线粒体复合物Ⅰ的抑制剂，是帕金森综合征的致病原因之一。枸杞子提取物能抑制鱼藤酮的神经毒性，显著增强神经细胞的细胞活力和细胞内ATP水平，抑制半胱天冬酶的激活，减少线粒体膜去极化、线粒体超氧化物歧化酶的产生；还可以改善帕金森综合征小鼠的运动功能，缓解黑质纹状体的退化进程。不仅如此，枸杞多糖还能够改善亨廷顿病，通过激活蛋白激酶B活性，促使突变亨廷顿蛋白发生降解作用，同时能显著抑制小鼠皮质、海马、纹状体中蛋白激酶B磷酸化的减少，降低突变亨廷顿蛋白引起的细胞毒性，延长亨廷顿转基因小鼠的寿命，增加体重并改善其运动功能。因此，枸杞多糖有可能控制亨廷顿病患者的病程发展，缓解亨廷顿病患者的临床症状。

现代药理研究表明，枸杞多糖在多种体内外模型中能有效保护神经元细胞免受损伤，在中枢神经疾病中具有较强的神经保护作用。枸杞多糖既可以通过抑制脑组织脂质过氧化，降低脂褐素和单胺氧化酶 B 含量，保护神经细胞膜；也可以通过促进新神经元的生长和分化，抑制甲基汞引起的星形胶质细胞的异常分化，保护海马神经干细胞。枸杞子提取物能显著改善谷氨酸诱导的神经细胞氧化应激损伤，提高神经细胞中天然抗氧化酶（包括谷胱甘肽过氧化物酶、超氧化物歧化酶、过氧化氢酶）水平，并下调活性氧与钙离子毒性。枸杞多糖可以通过抑制脂质过氧化、清除自由基保护脑神经；还可以通过抑制神经元线粒体凋亡通路来实现神经保护作用。此外，枸杞多糖还能减少活性氧和一氧化氮的积累，降低蛋白质结合的 3-硝基酪氨酸水平，表现出抑制神经细胞凋亡的作用。

九、其他作用

枸杞子具有一定的降血压作用。枸杞子水溶性提取物静脉注射可引起兔血压降低，呼吸兴奋；能抑制离体兔心、兴奋离体肠管、收缩兔耳血管等。注射阿托品或者切断两侧迷走神经可以消除枸杞子的拟胆碱样作用。枸杞多糖可以降低高血压大鼠血液中丙二醛和内皮素的含量，增加降钙素基因相关肽的释放，使大鼠动脉压下降，心脏收缩幅度减弱，从而防止高血压形成。

枸杞子具有抗疲劳作用。枸杞子煎剂能够增加小鼠羟脯氨酸浓度，明显提高其耐缺氧能力；同时可增加肝糖原的储备，加快运动后血乳酸水平的恢复，减少血清尿素氮的产生。上述结果表明，枸杞子能改善机体能量代谢，加速肝糖原分解供能，减少蛋白质和含氮化合物分解，降低血尿素氮。

枸杞子能够保护生殖系统。连续服用枸杞子可使男性血中睾酮含量显著升高，同时能促进妇女排卵，提高生殖能力。枸杞多糖被视为枸杞子强精健体的有效活性成分，能升高因衰老引起的雌孕激素水平及促生长因子水平下降，以调节卵巢功能。枸杞多糖对冷冻的卵巢组织具有良好的保护作用，其效果不亚于β-巯基乙醇，且更具有安全性。另外，枸杞多糖也能够在一定程度上抑制生精细胞的凋亡而起到保护睾丸组织的作用。

枸杞子具有预防骨质疏松，强筋健骨的作用。含枸杞多糖的血清在成骨细胞分化成熟各个时期均具有促进作用。枸杞多糖通过增加血清钙含量及碱性磷酸酶活性，增加钙吸收，减少钙排泄，从而增加骨质疏松大鼠的骨密度，防治糖皮质激素性骨质疏松；也可通过调节骨代谢，使大鼠血清中一氧化氮合酶和转化生长因子-β水平升高，预防骨质疏松症的发生发展。

枸杞多糖是一种非常好的辐射防护剂。受到辐射照射的小鼠被给予枸杞多糖后，小鼠的骨髓有核细胞数、脾细胞体外集落形成情况、外周血细胞计数，以及睾丸分裂期生殖细胞千分率等指标都有显著改善。这一结果表明，枸杞多糖可在临床放化疗治疗中合理使用，以减轻治疗副作用。

枸杞多糖具有非常好的抗应激作用。应激大鼠腹腔注射枸杞多糖2周，可明显改善应激反应导致的大鼠脾和大脑皮层的总脂含量显著降低。

枸杞多糖的急性毒性和遗传毒性实验研究表明，其小鼠半数致死量（LD_{50}）为20.42g/kg，对动物血液和主要代谢排泄器官无明显毒性，对哺乳动物无遗传毒性，安全性良好。

第二节　枸杞子的药用与食用

一、枸杞子药用制剂

枸杞子临床应用广泛，以其为主药，和其他中药配伍，可以加工成不同剂型的中成药，使用起来更为方便，且各具优势。现选取丸剂、散剂、煎膏剂、片剂、合剂、胶囊剂和颗粒剂等7种常见剂型的枸杞药用制剂予以简要介绍。

（一）丸剂

丸剂可分为蜜丸、糊丸、水蜜丸、蜡丸等。传统丸剂由于药物释放速度较为缓慢，一般不适合急症患者使用。但丸剂的这一特点却能够很好地降低或缓和制剂中其他成分的毒性及不良反应，减少对服药者的刺激，适合在慢性疾病治疗过程中使用。另外需要注意的是，绝大部分丸剂所需服药量较大，一般不建议儿童使用。

1. 杞菊地黄丸　由枸杞子、酒萸肉、熟地黄、牡丹皮、山药、菊花、泽泻、茯苓组成，常见水蜜丸、蜜丸。主要功效为滋肾养肝，适用于肝肾阴虚、头晕目眩、视物不清、迎风流泪。需密封储存。服药时应注意忌食不易消化的食物；感冒发热的患者不宜使用；有心脏病、高血压、糖尿病、肝病以及肾病等慢性疾病严重的患者，以及孕妇、哺乳期妇女、儿童等，需要在医师指导下使用。

2. 全鹿丸　由全鹿干、褚实子、牛膝、锁阳（酒炒）、盐补骨脂、党参、枸杞子（盐水炒）、酒当归、熟地黄、菟丝子等药物组成，常见水蜜丸、蜜丸。主要功效为补肾填精、健脾益气，适用于脾肾两亏所致的老年畏寒肢冷、腰膝酸软、尿次频数、神疲乏力。服用时注意忌食油腻食物，宜饭前使用；外感或实热内盛者不宜使用，孕妇及阴虚火旺者禁止使用；年老体弱者、糖尿病患者及高血压患者需在医师指导下使用。本品需要密封储存，防潮。

3. 补肾养血丸　由何首乌、当归、黑豆、牛膝（炙）、菟丝子、枸杞子、茯苓、补骨脂（盐炙）组成，常见水蜜丸和大蜜丸两种。主要功效为补肝肾、益精血，根据中医"发为血之余"理论，本品可用于治疗脱发和白发，适合身体虚弱、气血不足、遗精、须发早白者。服用时注意忌食油腻食物，宜饭前使用；感冒患者不宜使用，脾胃虚弱、腹胀便溏、呕吐泄泻、咳嗽痰多者慎用。

4. 坤宝丸 由女贞子（酒炙）、墨旱莲、覆盆子、枸杞子、白芍、菟丝子、鸡血藤、地黄等药物组成。主要功效为滋补肝肾、养血安神，适合肝肾阴虚所引起的绝经前后诸证，可见烘热汗出、少寐健忘、心烦易怒、口渴咽干、头晕耳鸣、四肢酸楚，以及更年期综合征可见上述证候者。使用时忌食辛辣、少吃油腻食物；感冒患者不宜使用，有明显肾阳虚症状表现者如大便溏薄、形寒肢冷、面部浮肿等不宜使用；月经紊乱及需要长期服用者须在医师指导下使用。

5. 明目地黄丸 由熟地黄、酒萸肉、牡丹皮、山药、茯苓、泽泻、枸杞子、菊花、当归、白芍、蒺藜、煅石决明组成，常见水蜜丸、蜜丸。主要功效为滋肾、养肝、明目，适合肝肾阴虚、视物模糊、目涩畏光、迎风流泪者。临床上与石斛夜光丸均可用于干眼症的治疗，服药时应注意忌烟酒、辛辣食物；感冒患者不宜使用；眼部出现炎症、有眼底病的患者，用药后视力明显下降的患者，平时有头痛、眼胀、虹视或青光眼的患者不能擅自用药；有心脏病、高血压、糖尿病、肝病、肾病等慢性疾病严重的患者，以及孕妇、哺乳期妇女、儿童等需要在医师指导下使用。

6. 健脑丸 由当归、远志（甘草水炙）、柏子仁（炒）、人参、枸杞子、煅龙齿、肉苁蓉（盐炙）、柏子仁（炒）、胆南星、天竺黄、山药等组成，为包衣水丸。主要功效为补肾健脑、养血安神，适合于心肾亏虚所致的头晕目眩、记忆减退、腰膝酸软、心悸失眠，临床上可用于治疗神经衰弱症，效果显著。使用需注意忌食辛辣、油腻、生冷的食物；感冒发热的患者不宜使用，孕妇禁止使用；有心脏病、高血压、糖尿病、肝病及肾病等慢性疾病严重者需要在医师指导下使用。

7. 补肾益脑丸 由鹿茸（去毛）、红参、麸炒山药、熟地黄、枸杞子、补骨脂（盐炙）、当归、川芎等组成，为浓缩水丸。主要功效补肾益气、养血生津，适合气血两虚、心悸气短、肾虚精亏、失眠健忘、腰酸腿软、遗精盗汗、耳鸣耳聋者使用。服药时注意忌食辛辣、油腻、生冷的食物，宜饭前服用；有高血压、心脏病、糖尿病等慢性病的患者，以及感冒发热者、肝肾功能不全者、儿童等禁止使用。本品不宜长期使用。

（二）散剂

散剂可分为口服散剂和局部用散剂两类。枸杞子制剂中常见口服散剂，服用时加水或其他稀释剂分散后吞服，可以很好地控制剂量，适合婴幼儿服用，并且药物溶出速度快可以缩短起效时间。服药量较大时，相比其他固体剂型如片剂等更容易被患者接受。但需要注意的是，散剂易吸潮结块，出现变色、降解等不稳定现象，含有挥发性及易吸潮药物的散剂通常使用不透性包装密封储存。

1. 杞子散 古籍中有多处记载，《太平圣惠方》卷二十九中记载其药物组成为枸杞子一两、桂心三分、黄耆一两半（锉）、白芍一两、当归一两、人参一两（去芦头）。主治下焦虚伤、虚劳、小便数、微渴。服用方法：每三钱，用水一中盏，入大枣三个，生姜半分，饧半分，煎至六分，去滓，食前温服。杞子散可称得上是气血阴阳共补之方，临床研究表明服用本品可增强机体的免疫功能，具有强身健体、抗疲劳、补益之功。

2. 七味枸杞散 出自《观者之喜》，由沙棘、山柰、广木香、硼砂（制）、肉桂、枸杞子、朴硝几味药物组成，服用时以红糖水作为药引送服。蒙医常用此方治疗闭经、血痞等疾病。现代药理研究表明，此方用于治疗失血性贫血效果显著。

3. 杞琥三黄散 由枸杞子 10g，琥珀、三七、蒲黄各等量组成，除枸杞子以外三种药物研成细末。本品每天服用 2 次，服用时取药物细粉 5g，以枸杞子 10g 煎水后送服，并口嚼枸杞子效果最佳。可补肾益精、活血化瘀，用于治疗前列腺肥大。

4. 醉仙散 由胡麻子、牛蒡子、枸杞子、蔓荆子（以上四味药，各半两，挑拣洗净后，在一处同炒，有烟出现即可）、苦参（半两）、栝楼根（半两）、防风（去芦，半两）、白蒺藜（半两）组成，将以上八味，研磨成药末，每十五钱药末，入轻粉二钱，拌匀即可。服用时取生药末以茶为引送服，空腹时、中午、临睡前各服一次。主治大风疾，症见遍身瘾疹且有瘙痒麻之感。服药 5～7 天后，齿缝内有臭黄涎，浑身疼痛，次后便利下脓血，病转向愈。

5. 立效散 据《嵩厓尊生》记载，该散由当归五钱、茯苓三钱、生地三钱、故纸（盐炒）二钱、枸杞四钱、木通三钱、鹿茸（炙）五钱组成。以上药物研为粉末，以酒为引送服，用于治疗痛风及浑身筋骨疼痛。

6. 归元散 出自《万病回春》卷四，由人参（去节）、白术（去芦）、茯苓（去皮）、远志（去心）、酸枣仁（炒）、麦冬（去心）、黄柏（童便炒）、知母（童便炒）、芡实、莲花须、枸杞子、陈皮、川芎各等分，甘草和升麻均减半组成。以上药物锉一剂，加莲肉三个、枣子一枚水煎后空腹服用，适合梦遗日久、气虚下陷者服用。

（三）煎膏剂

煎膏剂较为滋补，作用和缓，故又称之为"膏滋"，辅料中加入炼蜜或糖，可以改善口感，很适合老年人、儿童以及长期服用药物的慢性病患者。该剂型体积小且药物浓度大，每次的服药量不会过多，且煎膏剂的组方较为灵活，可以加入陈皮、砂仁等醒脾和胃的药物，有助于患者保护脾胃并持续服用。但受热易挥发和易被破坏的药物不适合用于煎膏剂，因此这种剂型对药物的组成有所限制。由于含有大量糖和蛋白质等，需在阴凉处密封储存，防止酸败霉变。

1. 枸杞膏 《寿世保元》卷四记载，选用甘枸杞子500g，主治诸虚百损，可"生精、生血、补元气、益荣卫、悦颜色、延年益寿"。制作方法十分简便：上药放砂锅内，入水煎十余沸，用细纱布过滤，挤压纱布至药渣与水煎液完全分离，再次用水煎煮药渣，重复2次后合并水煎液，将其在砂罐内用慢火熬成膏，早晚服用时需加酒调服。

另据《眼科阐微》卷三记载，药物组成为枸杞子1~1.5kg（肥大赤色者），以乳汁拌，蒸烂，捣膏，加水煎，拧出浓汁，去滓，加蜜，再熬成膏。早上服用时可以加入参汤、温开水或龙眼肉汤调匀，适合年过四十、阴气半衰、两目昏花及读书劳目者使用。

2. 四补膏 由何首乌、苍术、枸杞子、石斛各 150g 组成，四种药物加水 4L，浸泡半小时后用大火煮沸，再改用小火煎 2 小时，过滤分离出药渣，再次加水 2L 后用大火煮沸，再改用小火煎 1 小时，同样步骤重复两次；将三次水煎液浓缩成膏状，加入蜂蜜拌匀即可。主要功效为养肝明目、补肾益精，用于肝肾亏虚所致的眼目干涩、视物模糊及腰膝酸软等。

3. 抗衰灵膏 由紫河车、枸杞子、芡实、党参、白术、莲子、黄芪、黄精、桑椹、熟地黄等药物组成。主要功效为滋补肝肾、宁心安神、健脾养血、润肠通便，适用于头晕眼花、失眠健忘、精力衰竭，以及各种原因引起的身体虚弱。但需注意，脘痞纳呆、脾胃寒湿、大便溏薄、舌苔厚腻者慎用。

4. 添精补肾膏 由党参、熟地黄、枸杞子、杜仲、制远志、巴戟天、淫羊藿、川牛膝、炙黄芪、酒肉苁蓉、当归等组成。主要功效为温肾助阳、补益精血，改善精血不足、肾阳亏虚所引起的畏寒怕冷、腰膝酸软、精神萎靡。使用时忌食油腻；糖尿病患者慎用，实热内盛者不宜用，孕妇和患有伤风感冒者禁止使用。

（四）片剂

片剂中以口服片剂最为常见，此外还有舌下片、缓释片、咀嚼片、泡腾片等。片剂的药物含量基本固定且剂量准确；携带、运输、服用都很方便；相比丸剂而言，其有效物质的溶出速度和生物利用度更好。因为片剂是干燥固体，所以质量十分稳定，如果药物组成中有易潮解和易氧化的成分，可使用包衣保护药物，同时还可以掩盖不良气味。但片剂不适合儿童和昏迷的患者服用，且长时间贮存片剂中含有的挥发性成分含量也会降低。

1. **妇宁康片**　由枸杞子、熟地黄、山茱萸、巴戟天、淫羊藿、狗脊、菟丝子、人参、黄柏、当归等药物组成，常见糖衣片、薄膜衣片，素片呈棕褐至深棕色。可调补冲任、补肾助阳、益气养血，适合冲任失调及肝肾不足所引起的心神不安、月经不调、情志抑郁，及可见上述证候的妇女更年期综合征者使用。服药时注意忌食油腻、生冷的食物，不宜在感冒期间服用；月经过多或淋漓不净，以及有严重精神抑郁不安者需在医师指导下使用。

2. **复明片**　由羚羊角、木贼、车前子、蒺藜、夏枯草、菊花、决明子、枸杞子、酒萸肉、谷精草等药物组成，常见糖衣片、薄膜衣片，素片呈黄棕至棕褐色。可滋补肝肾、养阴生津、清肝明目，对于肝肾阴虚所导致的视物模糊、羞明畏光，及可见上述证候的青光眼及初、中期白内障患者均适用。

3. **养阴降糖片** 由玄参、玉竹、枸杞子、葛根、黄芪（炙）、知母、党参、地黄、牡丹皮、五味子、虎杖、川芎组成，常见糖衣片、薄膜衣片，素片呈棕黄至棕黑色。可养阴益气、清热活血，适合内热消渴、气阴不足，症见多食多饮、倦怠乏力、烦热口渴，以及可见上述证候的 2 型糖尿病患者使用。

4. **蚕蛾公补片** 由人参、雄蚕蛾（制）、熟地黄、枸杞子、盐菟丝子、当归、蛇床子、炒白术、盐补骨脂、肉苁蓉、淫羊藿、仙茅组成，剂型为糖衣片，除去糖衣后呈棕褐色。主要功效为养血填精、补肾壮阳，治疗阳痿早泄、肾阳虚损及性功能衰退。用药期间若出现腹泻或感冒发热需立即停用。

5. **强肾片** 由鹿茸、人参茎叶总皂苷、山茱萸、山药、枸杞子、补骨脂、熟地黄、丹参、盐杜仲等药物组成，常见糖衣片、薄膜衣片，素片显褐色至深褐色。主要功效为补肾填精、益气壮阳，用于阴阳两虚所引起的阳痿、早泄、腰痛、遗精、夜尿频数、肾虚水肿，以及可见上述证候的久治不愈的肾盂肾炎患者和慢性肾炎患者；注意孕妇慎用。

6. 降脂灵片 由枸杞子、山楂、黄精、制何首乌、决明子组成，为薄膜衣片，素片显棕色至棕褐色；味酸。主要功效为补肝益肾、明目、降脂、养血，用于治疗肝肾阴虚和高脂血症，症见须发早白、目昏、头晕等。注意腹泻和脾虚者慎用。

（五）合剂

将药材用水或其他溶剂，提取、纯化、浓缩制成的内服液体制剂，称为合剂。若以单剂量包装，称之为口服液。口服液是在汤剂基础上发展起来的，跟汤剂相比其优点在于服用剂量小，可批量生产，同时减免了煎煮和临时配方的麻烦。另外，口服液还吸收借鉴了注射液的工艺特点，方便保存、携带、运输、服用，且服用剂量小、吸收速度快。

1. 古汉养生精口服液 由人参、女贞子（炒）、枸杞子、炙黄芪、金樱子、白芍、淫羊藿、菟丝子、黄精、麦芽（炒）、炙甘草组成，液体呈棕红色。主要功效为补气、滋肾、益精，适合肾精不足、气阴亏虚所致的头晕、目眩、心悸、失眠、耳鸣、健忘、疲乏无力，以及病后体虚、更年期综合征见上述证候者。服药时注意忌食油腻食物，不宜喝茶、吃萝卜，以免影响药效；宜饭前服用；不能同时使用含有五灵脂、藜芦和皂荚的制剂；外感或实热内盛者不宜服用，孕妇需要在医师指导下服用。

2. 杜仲补腰合剂　由杜仲、菟丝子、熟地黄、枸杞子、当归、牛膝、猪腰子、党参、香菇、补骨脂组成，液体呈棕色。主要功效为补肝肾、益气血、强腰膝，可改善腰腿疼痛、精神不振、疲劳无力、小便频数。服药时注意忌食生冷的食物，不建议实热内盛或外感实热者服用，有高血压、心脏病、糖尿病等慢性疾病的患者需要在医师指导下使用。

3. 软脉灵口服液　由五味子、枸杞子、白芍、炙黄芪、人参、制何首乌、陈皮、熟地黄、当归、牛膝、川芎、淫羊藿、丹参、茯苓、远志、柏子仁组成，为棕褐色液体。主要功效为滋补肝肾、益气活血，适合气虚血瘀、肝肾阴虚所导致的头晕、胸闷、失眠、胸痛、乏力、心悸，以及早期脑动脉硬化、心肌炎、冠心病、中风后遗症见上述证候者的治疗。用药期间可能出现轻度的口干、口苦、大便干燥，但不影响连续服用，这些症状停药后可迅速消失。现代药理研究表明，本品用于治疗高脂血症、脑动脉硬化症、抗动脉粥样硬化的疗效显著。

4. 活力苏口服液　由制何首乌、黄芪、黄精（制）、枸杞子、丹参、淫羊藿组成，为棕黄色至棕色液体。主要功效为滋养肝肾、益气补血，适合年老体弱、失眠健忘、精神萎靡、眼花耳聋、脱发以及肝肾亏虚、气血不足所致的头发早白者。服药时注意忌食油腻食物，宜在睡前服用；外感或实热内盛者不宜服用，孕妇、糖尿病、高血压患者需要在医师指导下使用。

5. 肾宝合剂 由蛇床子、覆盆子、制何首乌、川芎、补骨脂、枸杞子、茯苓、小茴香、金樱子、红参、白术、当归、菟丝子、熟地黄、五味子、山药、车前子等组成，为棕红至棕褐色液体。主要功效为固精益气、温补肾阳，适用于精气不足、肾阳亏虚所致的腰腿酸痛、阳痿遗精、精神不振、畏寒怕冷、夜尿频多，以及妇女白带清稀、月经过多者。服药时注意忌食油腻食物，不宜喝茶、吃萝卜，以免影响药效；宜饭前服用；不能同时使用含有五灵脂、藜芦、皂荚的制剂；有高血压、糖尿病的患者，以及腹胀便溏、脾胃虚弱、咳嗽痰多、呕吐泄泻者慎用；儿童、孕妇、感冒患者不宜使用。

6. 甜梦口服液 由刺五加、黄精、蚕蛾、桑椹、党参、黄芪、砂仁、枸杞子、山楂、熟地黄、炙淫羊藿、陈皮、茯苓、马钱子（制）、法半夏、泽泻、山药组成，为棕红色液体。主要功效为益气补肾、养心安神、健脾和胃，适用于头晕耳鸣、失眠健忘、视减听衰、食欲不振、心慌气短、腰膝酸软、中风后遗症，对冠状血管疾患、脑功能减退、脑血管栓塞及脱发也有一定疗效。

（六）胶囊剂

胶囊剂系指原料药物或与适宜辅料填充于空心胶囊或密封于软质囊材中制成的固体制剂，可分为硬胶囊、软胶囊（胶丸）、控释胶囊、缓释胶囊。囊壳减少了水分、空气和光线对药物的影响，可以掩盖不良气味、避免不稳定药物与外界接触。药物以粉末或颗粒的形态填充，在胃肠道内可以迅速分散、溶解和吸收，生物利用度比丸剂、片剂等更好。对于不适合制成丸剂、片剂的含油量高的药物或液态药物，可以考虑制成胶囊剂；而易风化、吸湿性强、可溶解囊壳的液体药物需制成其他剂型。

1. **福寿胶囊**　由制何首乌、灵芝、枸杞子、玫瑰茄、巴戟天（去木心）、余甘子、绞股蓝、黑豆组成。主要功效为滋补肝肾、调养脏腑、益气养血、扶正固本，适用于中老年人腰膝酸软、疲倦乏力、失眠多梦、头晕耳鸣、畏寒肢冷、夜尿频或余沥。服药时注意忌食油腻食物，需饭前服用；脾胃虚弱、腹胀便溏、呕吐泄泻、咳嗽痰多者及孕妇，感冒患者不宜服用；小儿、年老体弱者、高血压或糖尿病患者需在医师指导下服用。

2. **龟龄集胶囊**　由补骨脂、红参、枸杞子、天冬、丁香、鹿茸、穿山甲、牛膝、熟地黄、锁阳、杜仲、石燕、肉苁蓉、甘草、菟丝子、淫羊藿、大青盐、海马、砂仁等组成。主要功效为强身补脑、增进食欲、固肾补气，用于治疗肾亏阳弱、夜梦精溢、记忆减退、气虚咳嗽、腰酸腿软、食欲不振、五更溏泻。现代药理研究发现，本品可以改善认知功能障碍、延缓衰老；改善性功能障碍，调节肾虚。服用时可在早饭前2小时以淡盐水送服，服药期间忌食生冷和有刺激性的食物；孕妇、患伤风感冒者禁止使用。

3. 参乌健脑胶囊 由远志、人参、党参、制何首乌、黄芪、丹参、枸杞子、山药、龙骨（粉）、白芍、熟地黄、茯神、黄芩、石菖蒲、粉葛、酸枣仁、葛根、麦冬等药物组成。主要功效为补肾填精、强身健脑、益气养血，用于治疗因肝气血亏、肾精不足所导致的精神疲惫、头晕目眩、失眠多梦、体乏无力、记忆力减退等。服药时注意忌食油腻、辛辣、生冷食物，需饭前服用；孕妇、哺乳期妇女及感冒发热患者不宜服用；儿童和患有肝病、高血压、糖尿病、心脏病、肾病等慢性疾病的患者需要在医师指导下使用。

4. 蛤蚧补肾胶囊 由蛤蚧、杜仲、当归、麻雀（干）、枸杞子、牛膝、锁阳、肉苁蓉、党参、熟地黄、黄芪、续断、淫羊藿、山药、茯苓等药物组成。主要功效为填精补血、壮阳益肾，适用于真元不足、身体虚弱、小便频数。服药时注意忌食油腻食物，宜饭前服用；实热内盛和外感实热者不建议服用，孕妇和有高血压、糖尿病的患者需在医师指导下使用。

5. 降糖舒胶囊 由枸杞子、地黄、刺五加、黄芪、益智仁、牡蛎、黄精、人参、熟地黄等药物组成，主要功效为生津止渴、滋阴补肾，适用于糖尿病及由糖尿病引起的全身性综合征。服药期间忌食辛辣食物。

6. 糖尿乐胶囊 由天花粉、红参、山药、黄芪、地黄、枸杞子、知母、山茱萸、葛根、五味子、天冬、茯苓、鸡内金组成，主要功效为生津止渴、益气养阴，适用于气阴两虚所引起的消渴病，可见多饮、多食、消瘦、多尿、四肢无力。临床药理研究表明本品通过增强胰岛细胞的活性、增加胰岛素的分泌、提高组织细胞对胰岛素的敏感性而降低血糖和尿糖。本品还可以调节机体状态，增强免疫功能，防止并发症的发生。

（七）颗粒剂

颗粒剂系指原料药物与适宜的辅料混合制成的具有一定粒度的干燥颗粒状制剂，包括（可溶）颗粒、泡腾颗粒、混悬颗粒剂、肠溶颗粒、缓释颗粒和控释颗粒等。这种固体制剂性质稳定、溶解速度快，起效迅速；便于运输、携带、服用；制作时适当加入矫味剂还能有效改善口感。

1. **遐龄颗粒** 由三七、楮实子、制何首乌、枸杞子、黄精（制）、菟丝子、黑芝麻（炒）、菊花、桑椹、山楂制成。主要功效为滋补肝肾、生精益髓，适用于精血不足、肝肾亏损引起的神疲体倦、腰膝酸软、失眠健忘等症。服药时注意忌食辛辣食物；外感或实热内盛者不宜服用，小儿、孕妇及糖尿病患者需在医师指导下服用。

2. **脂康颗粒** 由决明子、枸杞子、桑椹、红花、山楂组成，主要功效为滋阴清肝、活血通络，适用于治疗肝肾阴虚挟瘀之高脂血症，可见头晕或胀或痛、腰膝酸软、耳鸣眼花、口干、胸闷、手足心热、大便干结，临床上用于治疗非酒精性脂肪肝。服用期间忌烟酒和高脂饮食，孕妇及月经过多者禁止使用。

3. **益肾灵颗粒** 由枸杞子、女贞子、附子（制）、芡实（炒）、车前子（炒）、补骨脂（炒）、覆盆子、五味子、桑椹、沙苑子、韭菜子（炒）、淫羊藿、金樱子组成，主要功效为益肾壮阳、扶正固本，用于治疗阳气不足、肾气亏虚所致的早泄、阳痿、遗精及弱精症。服药期间不宜饮酒或进食辛辣、油腻食物；年老体弱者、糖尿病患者及过敏体质者慎用。

二、枸杞子保健食品

枸杞子作为一种餐桌上的中药，无论是制成药物，还是研发成保健食品，都受到了大众的喜爱和欢迎。从最简单的枸杞子泡水、泡茶到后来枸杞保健酒、保健饮料的出现，人们对枸杞子的应用也逐渐多样化。含枸杞子的保健食品的保健功能大多是以增强机体免疫力、抗衰老、降血压、降血糖、降血脂以及保护化学性肝损伤为主。其中，在增强免疫力的保健品中枸杞子经常与黄芪、西洋参、灵芝等药物搭配使用，这些药物大多有味甘的特点，可以与枸杞子共同发挥滋补的功效，适合免疫力低下者使用。正如《神农本草经》中评价枸杞子"久服，坚筋骨，轻身不老，耐寒暑"。在缓解体力疲劳的保健品的组成中，枸杞子常与淫羊藿、黄芪、山药等补虚药物配合使用，通过提高机体的抗氧化能力、调节能量代谢等机制共同发挥消除疲劳的作用，适合易疲劳者使用。而对化学性肝损伤具有保护作用的保健品中枸杞子常与葛根、枳椇子、茯苓等药物搭配，适合有化学性肝损伤危险者使用。葛根可以促进酒精在体内的代谢，减少酒精性肝损伤的发生；枳椇子可抑制肝纤维化，改善肝功能；而茯苓可以减少肝细胞的坏死、促进再生。在使用时需要注意所有保健品均不能代替药物。

（一）增强免疫力的保健品

1. 松花粉枸杞子片 主要原料为枸杞子提取物和松花

粉，不适合少年、儿童及花粉过敏者使用。除枸杞子外，松花粉含有多种营养成分，具有天然微型营养库之称，可"久服轻身"，有效解决人体的营养平衡问题，同时改善便秘、延缓衰老、调节胃肠功能紊乱等。

2. 黄芪枸杞茯苓氨基酸片　主要原料为枸杞子、黄芪、茯苓，不适合少年和儿童使用。原料中的黄芪具有降压、双向调节血糖、增强体液和细胞免疫等多重作用，适合"表不固"及免疫功能低下者使用，具有很好的补虚作用。

3. 铁皮石斛黄芪枸杞软胶囊　主要原料为铁皮石斛、枸杞子、黄芪，不适合少年、儿童、孕妇及哺乳期妇女使用。铁皮石斛中含有多种功效成分，多糖类有助于增强机体免疫力，毛兰素和鼓槌菲能抑制癌细胞活性，同时还可以发挥抗衰老、降血糖等作用。

4. 马鹿茸西洋参灵芝麦冬枸杞子胶囊　主要原料为枸杞子提取物、马鹿茸、灵芝提取物、麦冬提取物、西洋参提取物，不适合少年、儿童、孕妇及哺乳期妇女使用。麦冬被列为养阴润肺的上品，对增进老年人健康多有裨益，灵芝对多种因素造成的肝损伤有保护作用，可以通过促进组织对糖的利用来治疗糖尿病。服用本品有助于增强自身免疫力，缓解体力疲劳。

5. 枸杞西洋参软胶囊　主要原料为枸杞子提取物、西洋参提取物，不适合少年、儿童、孕妇及哺乳期妇女使用。西洋参常可作为补气保健药材的首选，通过有效促进骨髓蛋白、血清蛋白，以及器官蛋白的合成，增强机体的免疫力，同时调节胰岛素的分泌、降血糖，有助于糖尿病的辅助治疗。

6. 苁蓉枸杞片 主要原料为枸杞子提取物和管花肉苁蓉提取物，管花肉苁蓉"乃平补之剂，温而不热，补而不峻，暖而不泄，故有从容之名"，与枸杞子同属于滋补药物，有助于提高记忆力、抗衰老、减少老年痴呆症的发生。本品兼具增强机体免疫力和缓解体力疲劳的功效，但不适合少年、儿童、孕妇及哺乳期妇女使用。

7. 乌鸡枸杞茯苓大枣口服液 主要原料为枸杞子、乌鸡、大枣、茯苓、黄酒，不适合儿童使用。黄酒经常在保健酒中使用，被称为"液体蛋糕"，因其含有丰富的氨基酸，适量饮用可以起到延年益寿的作用，相比白酒其刺激性更小，酒精度适中，在药物使用过程中时常作为药引出现。

8. 枸杞阿胶口服液 主要原料为枸杞子、党参、阿胶、熟地黄，适合免疫力低下的人群使用。阿胶可以补血滋阴、润燥、止血，用于血虚萎黄、心烦不眠、眩晕心悸、肺燥咳嗽。郦道元曾在《水经注》中提到："人服之，下膈疏痰止吐。盖济水清而重，其性趋下，故治淤浊及逆上之痰也。"

9. 天麻枸杞党参黄芪酒　　主要原料为黄芪、枸杞子、天麻、党参、丁香、砂仁、白酒，不适合少年、儿童、孕妇、哺乳期妇女及酒精过敏者使用。天麻可以扩张冠状动脉和外周血管，发挥降压作用；同时可以增强记忆力和视神经的分辨能力，在日本曾被用于治疗阿尔茨海默病，且效果显著。《德宏药录》中记载党参"治脾虚，食少便清，四肢无力，心悸，口干自汗"，《本草正义》提到"党参力能补脾养胃，润肺生津，健运中气，本与人参不甚相远。其尤可贵者，则健脾运而不燥，滋胃阴而不湿，润肺而不犯寒凉，养血而不偏滋腻，鼓舞清阳，振动中气而无刚燥之弊。且较诸辽参之力量厚重，而少偏于阴柔，高丽参之气味雄壮，而微嫌于刚烈者，尤为得中和之正，宜乎五脏交受其养，而无往不宜也"，可称得上是用于滋补的佳品。

此外，在枸杞酒中加入"三降食品"荞麦，可以调节血压、降血糖、降低血清总胆固醇；加入人参和熟地黄，人参可以补气固脱、生津安神，熟地黄可以抑制血栓形成、强心降压、抗焦虑。酒本是一种辛温之品，可以活血通经，具有"行药势"的作用，早在《黄帝内经》中就有了酒的出现，而药物与酒的巧妙组合更是增强了适量饮酒养生健体的功效，如今已成为保健品中的重要成员。

（1）调节血脂：枸杞籽油被称为"血管清道夫"，其中不饱和脂肪酸、亚麻酸、油酸含量高达85%以上，并含有大量磷脂，能够调节血脂，降低胆固醇，减少血管壁胆固醇沉积，防止动脉粥样硬化。

（2）延缓衰老、养颜美容：枸杞油中含有超氧化物歧化酶（SOD）、维生素E等，可清除自由基，具有抗衰老作用。尤其在延缓皮肤衰老方面作用显著，可养颜美容。枸杞籽油对老年斑和黄褐斑色素沉着有明显的消褪作用。

（3）明目：枸杞籽油含有丰富的叶黄素、玉米黄质，对早期青光眼、白内障、结膜炎等多种眼病有良好的预防和治疗效果。

（二）对化学性肝损伤有保护作用的保健品

1. 灵芝枸杞茶　主要组成有灵芝、枸杞子、绞股蓝、当归、黄芪、干姜、茯苓，不适合少年、儿童、孕妇及哺乳期妇女使用。绞股蓝，是民间治疗"三高"的重要药物，对高脂血症的疗效尤为显著。使用时可直接用来泡茶，而单独使用时讲究颇多，七叶、九叶味甘者所含皂苷较多，具有补益的功效，而味苦和味苦微甘者降血压、降血脂和降血糖效果更佳。

2. 葛根枸杞茶 主要组成有黄芪、枸杞子、葛根、山楂、枳椇子、甘草、陈皮，不适合少年、儿童、孕妇及哺乳期妇女使用。原料中的葛根在中国享有"千年人参"的美誉，在日本也很受喜爱，被称作是"皇室特供食品"，是公认的老少皆宜的滋补佳品，同时可以发挥解热、降血糖等作用。

3. 枸杞木瓜胶囊 主要组成有枸杞子、木瓜、茯苓、桑椹、大枣等，不适合少年、儿童、孕妇及哺乳期妇女使用。木瓜享有"万寿果"的美称，含有木瓜酵素、蛋白酶等丰富的营养成分，可以起到保肝、抗菌的作用。桑椹中富含花青素，可增强机体抗氧化酶活性，有效延缓衰老。

4. 枳杞丹参片 主要组成有枳椇子、枸杞子、茯苓、陈皮、白芍、丹参、泽泻等，不适合少年、儿童、孕妇及哺乳期妇女使用。《本草拾遗》中提到枳椇子可"止渴除烦，润五脏，功用如蜜"，具有抗脂质过氧化、利尿的作用。陈皮可以行气燥湿，治疗脘腹胀满、咳嗽痰多等症，善于调理中焦脾胃。

5. 丹参茯苓胶囊 主要组成有黄芪、枸杞子、丹参、土茯苓、五味子、茯苓、菊花、金银花等，丹参在肝保护方面可以很好地发挥抗肝纤维化作用，减少肝细胞受损。此外，丹参还可以扩张冠脉，改善心肌缺血。茯苓对肝损伤的保护作用较为显著，可以增强免疫细胞的活性和免疫系统的功能。

6. 溪黄八珍茶　主要原料为溪黄草、枸杞子、绞股蓝、藤婆茶。民间常常将溪黄草作为治疗肝炎的习惯性用药，目前已开发出多种制剂将其用于乙肝、丙肝的治疗。

（三）缓解体力疲劳的保健品

1. 紫芝枸杞普洱茶　主要原料为枸杞子、紫芝、普洱茶，主要功效为缓解体力疲劳，不适合少年、儿童使用。《神农本草经》中评价紫芝可以"主耳聋，利关节，保神益精，坚筋骨，好颜色，久服轻身不老延年"，适合多种脏器虚弱时的调理，可以发挥扶正固本、增强免疫、提高抵抗力的作用。

2. 参杞茸胶囊　主要原料有人参提取物、淫羊藿提取物、枸杞子提取物、马鹿茸、肉桂、熟地黄提取物、山药提取物，适用于易疲劳及免疫力低下的人群，少年、儿童、孕妇及哺乳期妇女不宜服用。淫羊藿属于补虚药物，其含有的淫羊藿苷可以调节免疫、增强学习记忆、抑制淋巴细胞的凋亡并延缓机体衰老；此外，还能提高雄激素水平、具有一定的抗肿瘤作用。

3. 龟鹿口服液　主要原料有龟甲、枸杞子、马鹿骨、西洋参、黄芪、黄精、桑椹、鲜鸡、酸枣仁、大枣、蝙蝠蛾拟青霉菌丝体，其中黄精可有效降血糖、延缓衰老、改善学习记忆能力，《道藏神仙芝草经》中记载用其可使人"五脏调良，肌肉充盛，骨体坚强，其力倍，多年不老，颜色鲜明，发白更黑，齿落更生"。本品不适合少年、儿童使用。

4. 阿胶参杞地黄膏 主要原料有枸杞子、阿胶、人参、熟地黄、大枣，使用时用温开水冲服，不适合少年、儿童使用。据《易简方》记载，男性多有阴虚症状，应选用熟地黄，女性多见血热，应选用生地黄；熟地黄有助于白细胞的增殖，增强机体免疫功能；还有助于机体恢复造血功能。熟地黄和阿胶均有补血功效，单独使用或二者配伍使用可以治疗女子崩漏。

5. 漠蓉茶 主要原料有刺五加、枸杞子、肉苁蓉、山茱萸、黄精、绿茶等，每日2次，每次5g，不适合少年、儿童、孕妇及哺乳期妇女使用。原料中刺五加所含皂苷类成分能够改善心肌缺血的症状，提取物可以保护、修复神经元。刺五加还可以增强人体抵抗外界不良刺激的能力，调节免疫功能。

6. 青松丸 主要原料有巴戟天、枸杞子、黄芪、人参、茯苓、黄精、当归等。其中巴戟天为补肾要药，《本草汇》言其"为肾经血分药，盖补助元阳则胃气滋长，诸虚自退"，功效强于石斛和草薢。虽为温补类药物，但却温而不热，适合足膝痿软、步履困难的老年人，有助于成骨细胞增殖、脾细胞抗体形成，还可以抗炎、抗肿瘤。本品不适合少年、儿童、孕妇及哺乳期妇女使用。

7. 杜仲沙棘胶囊　主要原料有杜仲、沙棘、人参、枸杞子，沙棘在中国有"圣果"的美誉，也是世界公认的植物维生素 C 之王，可在高寒及沙漠等恶劣环境中存活。沙棘油是化妆品的重要原料之一，因含有丰富的超氧化物歧化酶、维生素等可以抗氧化、延缓衰老；在食用方面，沙棘油可以帮助修复胃肠道、抗动脉粥样硬化、降血脂。本品兼具缓解体力疲劳和增强免疫的作用，但不适合少年、儿童、孕妇及哺乳期妇女使用。

除上述三种功效外，含有枸杞子的部分保健品还具有缓解视疲劳的作用。从枸杞自身而言，因其富含多种维生素，包括玉米黄素、维生素 A 等，具有明确的明目护眼作用。《本草纲目》言其可以"滋肾，润肺，明目"，《药性论》中说枸杞能"补精气诸不足，易颜色、变白、明目安神，令人长寿"。在缓解视疲劳、明目护眼的保健品中，除大量使用枸杞子外，还经常使用菊花、决明子、桑椹、当归、丹参等。菊花取其清肝明目的功效；桑椹可以助阳明目，适合阴血不足所导致的须发早白、头晕目眩等症。这类保健品通常含有丰富的 β- 胡萝卜素和叶黄素，常见的如桑菊胶囊、盐藻叶黄素枸杞菊花片等。在使用时需注意部分保健品可能会添加营养素，若与同类营养素一起使用时不得超过规定用量。

除保健品外，枸杞保健饮料的开发也从未停下脚步，目前已研发使用的配方或产品数不胜数。如以枸杞子为主料，加入雪菊和罗汉果，则增添了雪菊清热解毒、活血化瘀和罗汉果保护肝脏、抑菌的功效；加入红枣和山药，增加了红枣养血补血、润肺健脾和山药补肺益肾、强筋骨、降血糖的作用。这些复合功能性饮品既符合我们对于养生的需求又具有丰富的口感，可以给年轻人更多选择，减少饮用含有大量添加剂和糖分的饮料。此外，还有枸杞保健糖果、枸杞山药面包等的推出和面市，在食品中增加枸杞子这一元素，不仅增添了其独特的风味，更是很好地补充了多种营养成分，充分发挥了其食补加药补的双重叠加作用。

但同时需要注意的是，枸杞子由于含糖量很高（一般为22%~52%），糖尿病患者不能服用过多，对于成年人来说每天的枸杞子服用量以30g左右为宜。而对枸杞保健食品，应该结合自身情况和实际需求理性选择使用。

第三节　枸杞子的合理应用

枸杞子药食同源，既是菜中之佳肴，又是药中之佳味。但不论作为食材还是药材，合理使用是必须要注意的。"药以治病，因毒为能"，任何中药，或是补品，或是毒物，都有一定的偏性。临床治病疗疾或日常进食滋补，都应做到科学、合理、正确使用。枸杞子虽然使用历史悠久、疗效确切、甘甜无毒，但长期或大量服食时，应选择合理的使用方法，并注意相关宜忌。

一、用法用量

枸杞子为枸杞的干燥成熟果实，能够滋补肝肾、益精明目，主要治疗虚劳精亏、腰膝酸痛、眩晕耳鸣、阳痿遗精、内热消渴、血虚萎黄、目昏不明等，近代著名医学家张锡纯称它是"滋补肝肾最良之药"。枸杞子的使用不外两种情况：一是自己购买作为日常保健品服用，二是药师据方调配用于治疗疾病。而用于日常生活中的食疗保健，可泡茶饮用，或与其他食材一起煲汤食用，又或者是制成药酒、药膏等服食。

泡茶饮用时，多将枸杞子和一些常见的其他补益类药材或食材直接泡开水饮用。为了方便使用，以枸杞子为主料的各种保健茶应运而生，如前文述及的紫芝枸杞普洱茶、灵芝枸杞茶、西洋参枸杞袋泡茶等，普通老百姓可以直接从市场购买泡水饮用。

煲汤是枸杞子日常食补的常用方法之一。取枸杞子15g、兔肉250g，将兔肉、枸杞子放入砂锅，文火炖熟，食盐调味，喝汤吃肉，可以预防和治疗糖尿病。取枸杞子50g、猪肝100g，将猪肝和枸杞子洗净放入砂锅，加入调味料共煮，吃肉饮汤，日服1次，可以治疗眼睛迎风流泪，视物模糊等肝肾亏虚症。制成药酒、药膏也是枸杞子较为常见的使用方法，如《太平圣惠方》中的神仙枸杞子酒，将枸杞子、生地黄以及大麻子泡酒，直接饮用，能够明目驻颜、轻身不老、坚筋骨、耐寒暑，可以治疗虚羸、黄瘦、不能食等症状。《摄生秘制》记载的杞圆膏，将枸杞子与龙眼肉熬制成膏，直接服用或用温水化开服用，可治疗贫血。

如果是药师据方调配枸杞子用于治疗，则需要严格按照医师所开处方的要求服用。《中国药典》2020年版规定枸杞子的用量为6～12g，一般只作内服。实际应用时有保健和治疗之分。枸杞子如果是作为日常保健使用，每日总量以不超过12g为宜。但作为治疗使用时，其用量和用法，一定不得自作主张，应遵医嘱严格执行。

二、配伍应用

（一）枸杞子配人参

人参味甘、微苦，性微温，入脾、肺经，为眼科常用补益药，具有大补元气、补脾益肺、生津、安神益智、聪耳明目的功效，而枸杞子为多汁多液之品，二者配伍，不但生津液、补精血，而且增强了明目的作用。《医方考》中称"人参善于固气，气固则精不遗。枸杞子善于滋阴，阴滋则火不泄"。人参属阳，枸杞子属阴，二者配伍，既入气分，亦入阴分，则精生而气旺，气旺而神昌，且无偏胜之忧。

（二）枸杞子配菊花

枸杞子滋补肝肾、益精明目，菊花甘、苦，微寒，祛风解表而有平肝明目之功，二者配伍，枸杞子补肝益精而治本，菊花清热平肝而治标。一补一清，标本兼顾。常用于治疗肝肾不足所致视物昏花，两目干涩疼痛；或迎风流泪，头晕，腰膝酸痛；或肝阳上亢、肝风上扰所致两眼昏花、视物模糊不清、头晕目眩等。另一方面，枸杞子性微温，久服则有温燥之嫌，配伍甘苦微寒之菊花则无此弊。

（三）枸杞子配熟地黄

枸杞子性味甘平，归肝、肾经，功能滋补肝肾、益精明目；熟地黄味甘，性微温，归肝、肾经，功能养血滋阴、填精益髓。二药是中医临床常用对药之一，相须为用，相辅相成，使补益肾精之效增强，适用于肝肾亏虚所引起的视物昏花、视瞻昏渺、近视、远视、圆翳内障等。左归丸中二者配伍，枸杞子增强了熟地黄滋肾益精的功效。右归丸中枸杞子配伍熟地黄，增强了滋阴益肾、养肝补脾、填精益髓的功效，并取"阴中求阳"之义。

（四）枸杞子配当归

当归甘、辛而微温，入心、肝、脾经。功能补血活血、调经止痛。肝脏体阴而用阳，阴血不足则肝气失于条达，枸杞子滋补肝肾，当归养血补肝，二者配伍，皆入肝经，共补肝肾之不足，养血而柔肝，以补肝之体，育阴而涵阳。枸杞子与当归配伍，则肝阴得充，肝气自无横逆之虞，也可称为"滋水涵木"法。

（五）枸杞子配山药

山药味甘，性平，归脾、胃、肾经。功能补脾养胃、生津益肺、补肾涩精。用于脾虚食少，久泻不止，肺虚喘咳，肾虚遗精，带下，尿频，虚热消渴。而枸杞子性味甘平，归肝、肾经，能够滋补肝肾。两者配伍，尤宜于脾胃虚弱，同时又有肝肾不足之证的人，可防止虚不受补。

（六）枸杞子配白芍

白芍味苦、酸，性微寒，入肝、脾经。功能养血敛阴、柔肝平肝。枸杞子与白芍配伍，滋肝柔肝，肝肾同补，肾精得充，肝木得养，精血足而肝木平，使养血滋阴、平肝柔肝的效果增强。枸杞子还具有止血之功，肝主藏血，精血内夺，则肝失所藏，阴虚阳搏，阴阳不相维系，则枸杞子配伍白芍，既能补肝肾之精血，又能敛阴收涩，肝肾之精血充足则肝主藏血之功能正常。两药配伍，可用于肝肾不足所致的齿衄、鼻出血、咯血、崩漏等；也可用于肝肾阴虚、肝阳上亢所致头晕目眩、耳鸣、口干目涩、心悸失眠等，对于肝肾阴虚妇女更年期综合征也有很好治疗效果。

（七）枸杞子配菟丝子

菟丝子味辛、甘，性平，归肝、肾、脾经，具有滋补肝肾、明目的功效，为治疗肝肾阴虚、两目昏暗之常用药。枸杞子偏于补肾中之阴，且能补血兼有润肺之功，而菟丝子助肾阳之功胜于滋阴，兼能涩精止遗，两者配伍则既补肾阴也补肾阳，且能增强明目之效，用于治疗肝肾亏损所致目暗不明、头晕、迎风冷泪等。

（八）枸杞子配车前子

车前子味甘，性寒，归肝、肾、膀胱经，功能利尿通淋、清肝明目。枸杞子味甘平能补益肝肾之精，但无祛邪作用。因此肝、肾及膀胱如果有湿热之邪气，则需配伍车前子，如《成方切用》驻景丸，原方治肝肾阴虚，两目昏暗，方中以枸杞子滋补肝肾，车前子清肝明目，利小便而不走气，以车前子泻邪，则枸杞子滋补肝肾之力增强。

（九）枸杞子配黄精

黄精味甘，性平，入脾、肺、肾经，既能补中益气，又能养阴益精，是一味气阴双补的好药。《本草便读》曰"此药味甘如饴，性平质润，为补养脾阴之正品。"枸杞子与黄精配伍，补阳之中又有补阴之力，补气之中又有填精之功；且黄精多入脾而补后天，枸杞子多入肾而助先天，故有先天后天并补、气血阴阳兼顾之妙。两者配伍，可用于肝肾不足、精血虚少、头晕心悸、病后体虚、精气两亏等。

（十）枸杞子配龙眼肉

心主血，脾统血，肝藏血，思虑勤劳则血受伤而不足，血不足则虚火炽而煎燥，肾水日见衰竭。枸杞子味厚气平之品，味厚可以滋阴，气平可以益阳，阴生于阳，有太极之妙；龙眼肉甘温濡润之品，甘温可以补脾，濡润可以养心。阴阳和，水火济，心肾时交，则阴血自生而常足。二者均为甘平滋补而药力平和之品。枸杞子长于补益肝肾，而龙眼肉长于补益心脾、滋养营血，两者配伍，滋阴养血、宁心安神、益智驻颜，多用于年老体弱、病后失养之心悸、健忘、失眠、烦躁、头晕、倦怠乏力、腰酸腿软等。

（十一）枸杞子配生地黄

生地黄甘苦而寒，有清热凉血、生津润燥之效，《名医别录》曰"补五脏内伤不足，通血脉，益气力"；枸杞子与生地黄均为多汁多液之品，皆善于滋补肝肾阴液、润肺养胃，二者配伍，滋阴养血生津而柔肝，补肝体，育阴而涵阳，可治疗胃阴不足或肝气横逆犯胃之胃痛、溃疡病及慢性萎缩性胃炎所致口干、舌红苔少，脉弦细者。

（十二）枸杞子配山茱萸

山茱萸味酸涩，微温，入肝、肾经，具有补益肝肾、涩精敛汗的功效。枸杞子性味甘平，也入肝、肾经，滋补肝肾，益精明目。二药配伍使补肾益精之效增强，适用于肝肾亏虚所引起的头晕目眩、视物昏花、耳鸣、腰膝酸软等。

（十三）枸杞子配黄芪

黄芪味甘，性微温，入脾、肺经，具有补中益气、固表止汗的功效，能补五脏诸虚；枸杞子味甘，性平，入肝、肾经，具有滋阴补肾、养肝补血的功效。两者一阳一阴，黄芪偏阳而补益体表的正气，枸杞子偏阴而补益五脏的正气。黄芪作为补中益气之品的首选，与滋补肝肾、益精明目的枸杞子相须配伍，是中医临床常用对药之一，可以从根本上调整五脏六腑功能，使体内气血阴阳达到平衡，增强了扶正固本、益气养血的作用，可治疗脾胃虚弱、食少倦怠、气虚血脱、崩漏、带下、久泻、脱肛、子宫脱垂、胃下垂、肾下垂等。

（十四）枸杞子配茯苓

茯苓淡渗甘补，入心、脾、肾经，健脾渗湿而止泻，尤宜于脾虚湿盛泄泻；而枸杞子性味甘平，入肝、肾经，能够滋阴补肾。二药配伍使用，适用于阳虚阴盛、水湿不化所致水肿尿少、痰饮眩悸、脾虚食少、便溏泄泻等。

（十五）枸杞子配西洋参

西洋参味甘微苦，性凉，入心、肺、肾经。具有补气养阴、清热生津的功效，适用于气虚阴亏内热、咳喘痰血、虚热烦倦、消渴、口燥咽干等症。《医学衷中参西录》称其"能补助气分，并能补益血分"，为其性凉而补，凡欲用人参而不受人参之温补者，皆可以此代之。枸杞子味甘，性平，入肝、肾经，具有补肾养肝、滋阴补血的功效。二者配伍，不但生津液、补精血，而且使补气养阴、明目之效增强，可治疗气虚肝火旺所致虚热烦倦、内热消渴、口燥咽干、目暗昏花等。

（十六）枸杞子配蜂蜜

蜂蜜性味甘平，入肺、脾、大肠经。有补中润燥、止痛解毒之功，《神农本草经》曰"主心腹邪气，诸惊痫痓，安五脏诸不足，益气补中，止痛解毒，和百药"。枸杞子性味甘平，入肝、肾经，能够滋补肝肾、益精明目。另外，枸杞子性微温，久服则有温燥之嫌，二药配伍，蜂蜜的滋阴润燥之效可解枸杞子之燥热，同时增强了补肾养肝、滋阴补血的作用，用于治疗虚劳精亏、腰膝酸痛、眩晕耳鸣、内热消渴、血虚萎黄等。

（十七）枸杞子配大枣

大枣性味甘温，入脾、胃经。能够补中益气、养血安神。用于治疗脾虚食少、乏力便溏、妇人脏燥。枸杞子性味甘平，入肝、肾经，能够滋补肝肾、益精明目。二药均为滋补之品，配伍使用，不但可生津液、补精血，而且增强了益气养阴、明目安神之效，可用于治疗脾虚泄泻、胃虚食少、血小板减少性紫癜、气血津液不足、营卫不和、心悸怔忡、失眠、盗汗。

（十八）枸杞子配灵芝

枸杞子性味甘平，入肝、肾经，能够滋补肝肾、益精明目。灵芝亦性味甘平，入心、肺、肝、肾经，能够补气安神、止咳平喘。二者均为甘平滋补而药力平和之品，相须为用，可入五脏，补全身之气，不但益气血、安心神，而且健脾胃。因此心、肺、脾、肝、肾五脏虚弱者，皆可服之，适用于虚劳、心悸失眠、头晕乏力、久咳气喘以及冠心病、硅肺、肿瘤患者的调补扶虚。

（十九）枸杞子配阿胶

阿胶性味甘平，入肺、肝、肾经。有滋阴润燥、补血止血之效，《神农本草经》称其"主心腹内崩，劳极洒洒如疟状，腰腹痛，四肢酸疼，女子下血。安胎。久服益气"。枸杞子性味甘平微温，入肝、肾经，有滋补肝肾、益精明目之功。两药均为甘平滋补而药力平和之品。配伍应用增强了补肝益肾、补血益精的作用，适用于虚劳精亏、腰膝酸痛、血虚萎黄、眩晕心悸、肌痿无力、劳嗽咯血、吐血尿血、便血崩漏。另外枸杞子性微温，久服有温燥之嫌，二药配伍，阿胶的滋阴润燥之效可解枸杞子之温燥之弊。

（二十）枸杞子配淫羊藿

淫羊藿味辛、甘，性温，归肝、肾经，能够补肾阳、强筋骨、祛风湿，为补肾助阳之常用药。枸杞子性味甘平，入肝、肾经，有滋补肝肾、益精明目之功。枸杞子偏于补肾中之阴，且能补血养肝兼有明目之功，而淫羊藿助肾阳之功胜于滋阴，兼能祛风除湿、强筋健骨。两者配伍则既补肾阴也补肾阳，且能增强明目、祛风除湿之效，用于治疗肝肾亏损所致阳痿遗精、虚冷不育、肾虚喘咳、腰膝酸软、目暗不明、头晕、迎风冷泪、风湿痹痛等。

（二十一）枸杞子配党参

党参性味甘平，入脾、肺经。具有补中益气、健脾益肺的功效，是气阴双补之佳品。枸杞子性味甘平，入肝、肾经，有滋补肝肾、益精明目之功。此外，枸杞子性微温，久服有温燥之嫌，则枸杞子与党参配伍，健脾运而不燥，润肺而不犯寒凉，滋胃阴而不湿，养血而不偏滋腻，振动中气，鼓舞清阳，而无刚燥之弊。两者配伍，可用于脾肺虚弱、气短心悸、食少便溏、虚喘咳嗽、内热消渴、精血虚少、头晕心悸、病后体虚、精气两亏等。

（二十二）枸杞子配女贞子

女贞子甘苦而平，入肝、肾经。功能滋补肝肾，明目乌发。枸杞子性味甘平，亦入肝、肾经，功能滋补肝肾，益精明目。两者均为甘平滋补之品，皆入肝肾经，配伍使用，不但滋补肝肾，而且使乌发明目的效果增强，尤宜于肝肾亏虚所致眩晕耳鸣、腰膝酸软、须发早白、目暗不明等。

（二十三）枸杞子配酸枣仁

酸枣仁甘酸而润，入心、脾、肝、胆经。具有补肝宁心，敛汗生津的功效。枸杞子性味甘平，入肝、肾经。具有滋补肝肾，益精明目的功效。肝虚则阴伤而烦心，不能藏魂，故不得眠。枸杞子与酸枣仁配伍，皆入肝经，既能散肝、胆二经之滞，又能疏利肝、脾之血脉，收敛精液，用于治疗胆虚不得眠、烦渴虚汗，或胆热好眠、神昏倦怠。

（二十四）枸杞子配红景天

红景天味甘、涩，性寒，入肺经。具有清肺止咳、止血止带的功效。用于肺热咳嗽，咯血，白带。枸杞子味甘，性平，入肝、肾经。具有滋补肝肾、益精明目的功效。两者配伍，既能清肺止咳，又能益气明目。适用于治疗肺热咳嗽，气虚体弱，病后畏寒，气短乏力，目暗不明。另一方面，枸杞子性微温，久服有温燥之嫌，配伍甘涩微寒之红景天则无此弊端。

（二十五）枸杞子配肉桂

肉桂辛甘大热，具有温肾暖肝、散寒止痛的功效。《医学启源》称其"补下焦不足，治沉寒肩冷及表虚自汗"。枸杞子甘平，能养肝补肾，可补肝肾之不足。二药配伍，温补肝肾以治其本，行气祛寒以治其标，使下元得温，寒凝得散，气机通畅。右归丸中枸杞子与肉桂配伍，可治元阳不足，命门火衰，脾胃虚寒，饮食少进，或呕恶臟胀，或翻胃噎膈，或怯寒畏冷，或脐腹多痛，或大便不实、泻痢频作，或小溲自遗、虚淋寒疝，或寒侵溪谷而肢节痹痛，或寒在下焦而水邪浮肿，及真阳不足之神疲气怯、心跳不宁、四体不收、阳衰无子等。

（二十六）枸杞子配刺五加

刺五加味辛、微苦，性温，入脾、肾、心经，具有益气健脾、补肾安神的功效。枸杞子味甘，性平，入肝、肾经，具有滋补肝肾、益精明目的功效。二药配伍，均入肾经，使补肝益肾功效增强，兼能明目，对于肝肾亏虚所致腰膝酸软、筋骨无力，以及肾气虚弱所致的目昏眼花、无时泪下、瞳孔散大等证有很好的治疗效果。

（二十七）枸杞子配杜仲

杜仲甘温能补，微辛能润，归肝、肾经。《五脏苦欲补泻》曰："肾苦燥，急食辛以润之，肝苦急，急食甘以缓之。杜仲辛甘具足，正能解肝肾之所苦，而补其不足者也。强志者，肾藏志，益肾故也。"杜仲色紫入肝经气分，润肝燥，补肝虚，为补肾益肝之常用药。枸杞子甘平，具有补肝益肾、益精明目的功效。二药均为味甘滋补且药力平和之品。两者配伍，可使补益肝肾、强筋健骨的作用增强，肝充则筋健，肾充则骨强，能使筋骨相连。尤宜于肝肾亏虚所致腰膝酸软、筋骨无力等。

（二十八）枸杞子配五味子

五味子性味酸温，入肺肾经。具有敛肺止咳、滋阴补肾的功效。适用于久嗽虚喘、梦遗滑精、消渴、自汗盗汗、久泻不止等症。而枸杞子性味甘平，入肝肾经。具有滋补肝肾、益精明目的功效。两者配伍，增强了枸杞子补肾明目之力，尤宜于肾气虚弱所致的目昏眼花、无时泪下、瞳孔散大等。

（二十九）枸杞子配丹参

丹参味苦，性微温，入心、肝经，具有活血祛瘀、宁心安神、排脓止痛的功效。枸杞子味甘，性平，入肝、肾经，具有滋补肝肾、益精明目的功效。心虚则邪气客之，为烦满结气，久则成痼疾；肝虚则热甚风生，肝家气血凝滞，则为症瘕，寒热积聚；肾虚而寒湿邪客之，则腰脊强，脚痹。枸杞子与丹参配伍，入心、肝、肾三经而除所苦，则上述诸证自除。两者合用，可用于治疗月经不调、经闭痛经、症瘕积聚、胸腹刺痛、热痹疼痛、疮疡肿痛、心烦不眠。临床上还用来治疗肝脾肿大和心绞痛。

（三十）枸杞子配巴戟天

巴戟天补肾壮阳、强筋健骨、祛风除湿，用于治疗阳痿遗精、宫冷不孕、月经不调、少腹冷痛、风湿痹痛、筋骨痿软。《本草求真》称其为补肾要剂。枸杞子滋补肝肾、益精明目。两者相须为用，相辅而相成，补肾壮阳作用增强，临床上常用来治疗阳痿。

（三十一）枸杞子配麦冬

麦冬味甘、微苦，性微寒，归心、肺、胃经。养阴生津、润肺清心，用于肺燥干咳、虚痨咳嗽、津伤口渴、心烦失眠、内热消渴、肠燥便秘。而枸杞子性味甘平，入肝肾经，能够滋补肝肾、益精明目。麦冬安肺，肺气可交于肾，若肾无所补，则会强取于肺母，而肺亦不可安。此所以补肺母者，必须补肾子也。肾水足，不取济于肺金之气，则肺气自安，且能生水，而肺更安。麦冬只可益肺，不能益肾。因此枸杞子与麦冬配伍，可补麦冬润肺之不足，增加了补肾的作用。此外，胃喜温而不喜寒，久服麦冬之寒会损伤胃，配伍甘平微温之枸杞子则去其弊而和之。

三、方剂举例

（一）龟鹿二仙胶（《证治汇补》）

药物组成：鹿角十斤，龟甲五斤，枸杞子三十两，人参十五两。

功能主治：大补精髓，益气养神。治真元虚损，精血不足证。适用于腰膝酸软，形体消瘦，两目昏花，发脱齿摇，阳痿遗精，久不孕育者。

用法：黄酒炖化送服。（黄酒，药引，增强药效。）

（二）滋肾复明汤（《张皆春眼科证治》）

药物组成：熟地黄 15g，桑椹 12g，枸杞子 9g，菟丝子9g，女贞子 9g，车前子 9g，肉苁蓉 9g，大青盐少许。

功能主治：滋补肾阴。治肾精亏虚，视物不见，眼内干涩，头晕耳鸣，腰酸遗精，脉细弱者。

用法：水煎服。

（三）菊睛丸（《太平惠民和剂局方》）

药物组成：枸杞子 90g，巴戟天 30g，甘菊花 120g，肉苁蓉 60g。

功能主治：益肝肾，明眼目。治肝肾不足，眼目昏暗，瞻视不明，莽莽漠漠，常见黑花，多有冷泪。

用法：空腹时用温酒或盐汤送服。（黄酒，药引，增强药效；盐汤，引药入肾。）

（四）左归丸（《景岳全书》）

药物组成：熟地黄八两，枸杞子、炒山药、山茱萸、制菟丝子、鹿角胶、龟甲胶各四两，川牛膝三两。

功能主治：补益肾阴。治真阴肾水不足，不能滋养营卫，渐至衰弱，或虚热往来，自汗盗汗，或神不守舍，血不归原，或虚损伤阴，或遗淋不禁，或气虚昏晕，或眼花耳聋，或口燥舌干，或腰酸腿软。

用法：开水或淡盐汤送服。（盐汤，引药入肾。）

（五）右归丸（《景岳全书》）

药物组成：熟地黄 240g，枸杞子 120g，山药 120g，菟丝子 120g，鹿角胶 120g，杜仲 120g，山萸肉 90g，当归 90g，肉桂 60g，制附片 60g。

功能主治：温补肾阳，填精益髓。主治肾阳不足，命门火衰。

用法：开水或淡盐汤送服。（盐汤，引药入肾。）

（六）固本健阳丹（《万病回春》）

药物组成：菟丝子 45g，白茯苓、山药、牛膝、杜仲、当归身、肉苁蓉、五味子、益智仁各 30g，嫩鹿茸、熟地黄、山茱萸各 90g，川巴戟 60g，续断、远志、蛇床子各 45g，人参 60g，枸杞子 90g。

功能主治：治精血清冷或禀赋薄弱；间有壮盛者，亦是房劳过甚，以致肾水欠旺，不能直射子宫，故令无子者。

用法：空腹时用盐汤或酒送服。（黄酒，药引，增强药效；盐汤，引药入肾。）

（七）延龄固本丹（《增补万病回春》）

药物组成：天冬、麦冬、生地黄、熟地黄、山药、牛膝、杜仲、巴戟天、五味子、枸杞子、山茱萸、茯苓、人参、木香、柏子仁各二两，川椒、石菖蒲、远志、泽泻各一两，肉苁蓉四两，覆盆子、车前子、菟丝子、地骨皮各一两半。

功能主治：治五劳七伤，诸虚百损，形体羸瘦，下元虚冷，男子阳痿，妇人不孕，及左瘫右痪，步履艰难，脚膝疼痛，小肠疝气等。

用法：空腹温酒送服。（黄酒，药引，增强药效。）

（八）可保立苏汤（《医林改错》）

药物组成：黄芪一两五钱，党参、炒酸枣仁各三钱，甘草、白术、当归、白芍、枸杞子各二钱，山茱萸、补骨脂各一钱，核桃一个。

功能主治：主治病久气虚，四肢抽搐，角弓反张，两目天吊，口流涎沫，不省人事。

用法：水煎服。

（九）拨云退翳还睛丸（《万病回春》）

药物组成：密蒙花、木贼、白蒺藜、蝉蜕、大青盐各一两，薄荷、香白芷、防风、生甘草、川芎、知母、荆芥穗、枸杞子、白芍各五钱，黑芝麻五两，当归三钱，甘菊花六钱。

功能主治：常服终身眼不昏花。治外障者，肺病也。

用法：饭后细嚼，苦茶送服。（苦茶，药引，增强药效。）

（十）归肾丸（《景岳全书》）

药物组成：熟地黄八两，枸杞、杜仲、菟丝子、山药、山萸肉、茯苓各四两，当归三两。

功能主治：滋阴养血，填精益髓。用于肾水不足，腰酸脚软，精亏血少，头晕耳鸣。

用法：饥时或滚水，或淡盐汤送服。（盐汤，引药入肾。）

（十一）七宝美髯丹（《景岳全书》）

药物组成：赤、白何首乌各一斤，川牛膝、破故纸、赤茯苓、白茯苓、当归身、枸杞子各半斤。

功能主治：补肾元，乌须发，延年益寿。治肝肾不足，须发早白，齿牙动摇，梦遗滑精，崩漏带下，肾虚不育，腰膝酸软。

用法：温酒、米汤、盐汤俱可送服。（黄酒，药引，增强药效；米汤，保护胃气，减少苦寒药对胃肠的刺激；盐汤，引药入肾。）

（十二）五子衍宗丸（《证治准绳》）

药物组成：菟丝子250g，五味子30g，枸杞子250g，覆盆子125g，车前子60g。

功能主治：补肾益精。治肾精不足，久不生育，遗精早泄，头晕耳鸣，腰膝酸软，或须发早白，牙齿动摇，舌淡红，脉细。

用法：作汤剂，煎服。

（十三）神仙延寿丹（《摄生众妙方》）

药物组成：天冬、远志、山药、巴戟天各二两，赤石脂、车前子、石菖蒲、柏子仁、泽泻、川椒、熟地黄、生地黄、枸杞子、白茯苓、覆盆子、杜仲、菟丝子、川当归、川牛膝、地骨皮、五味子、山茱萸、人参各一两，肉苁蓉四两。

功能主治：养血黑须鬓，延年益寿。

用法：清晨温酒或盐汤送服。（黄酒，药引，增强药效；盐汤，引药入肾。）

（十四）加减驻景丸（《银海精微》）

药物组成：炒车前子二两，当归、熟地黄各五钱，枸杞子、川椒、楮实子、五味子各一两，菟丝子八两。

功能主治：主治肝肾两虚，血少气多，两目渐暗。

用法：空腹酒或盐汤送服。（黄酒，药引，增强药效；盐汤，引药入肾。）

（十五）乌须固本丸（《摄生众妙方》）

药物组成：何首乌250g，黄精120g，生地黄、熟地黄、天冬、麦冬、白茯苓、赤茯苓、片术、人参、五加皮、巨胜子、柏子仁、核桃仁、松子仁、枸杞子各60g。

功能主治：治肝肾阴血不足，须发早白。

用法：空腹时用温酒或盐汤送服。（黄酒，药引，增强药效；盐汤，引药入肾。）

（十六）杞圆膏（《摄生秘制》）

药物组成：枸杞子五斤，龙眼肉五斤。

功能主治：治血不足。

用法：直接服用。

（十七）大补地黄丸（《证治准绳》）

药物组成：黄柏、熟地黄各四两，当归、山药、枸杞子各三两，知母、山茱萸、白芍各二两，生地黄二两五钱，玄参、肉苁蓉各一两五钱。

功能主治：主治营血枯涸而致的燥热证。

用法：空腹淡盐汤送服。（盐汤，引药入肾。）

（十八）石斛夜光丸（《原机启微》）

药物组成：天冬、人参、茯苓各二两，炒五味子、白蒺藜、石斛、肉苁蓉、川芎、炙甘草、炒枳壳、青葙子，防风、黄连、犀角、羚羊角各五钱，菊花、菟丝子、山药、枸杞子各七钱，牛膝、苦杏仁各七钱五分，麦冬、熟地黄、生地黄各一两，草决明八钱。

功能主治：滋补肝肾，清热明目。治肝肾两亏，瞳神散大，视物昏花，复视，及目内障。

用法：温酒或盐汤送服。（黄酒，药引，增强药效；盐汤，引药入肾。）

（十九）子午丸（《世医得效方》）

药物组成：榧子仁二两，莲子肉、枸杞子、龙骨、巴戟天、炒补骨脂、琥珀、楮实、枯矾、赤茯苓、白茯苓、莲花须、芡实、煅牡蛎、文蛤各一两，朱砂一两半。

功能主治：治心肾俱虚，梦寐惊悸，体常自汗，烦闷短气，悲忧不乐，消渴引饮，小便白浊，四肢无力，面黄肌瘦，耳鸣眼昏头晕，恶风怯寒。

用法：空腹煎汤送服。

（二十）神仙枸杞子酒（《太平圣惠方》）

药物组成：枸杞子五大升，生地黄三大升，大麻子五大升。

功能主治：明目驻颜，轻身不老，坚筋骨，耐寒暑。主治虚羸，黄瘦，不能食。

用法：直接饮用。

（二十一）一贯煎（《柳州医话》）

药物组成：北沙参 9g、麦冬 9g、当归身 9g、生地黄 30g、枸杞子 12g、川楝子 5g。

功能主治：滋阴疏肝。主治肝肾阴虚，肝气不舒证。症见胸脘胁痛，吞酸吐苦，咽干口燥，舌红少津，脉细弱或虚弦。并治疝气瘕聚。

用法：水煎服。

（二十二）枸杞子散（《太平圣惠方》）

药物组成：枸杞子一两，五味子三分，覆盆子三分，白芍三分，白龙骨一两，麦冬一两。

功能主治：治虚劳，小便精出，口干心烦。

用法：以温粥送服，不拘时候。（温粥，保护胃气，减少苦寒药对胃肠的刺激。）

（二十三）大五补丸（《医垒元戎》）

药物组成：天冬、麦冬、石菖蒲、茯神、远志、人参、益智仁、枸杞子、地骨皮、熟地黄各等分。

功能主治：主治气血俱虚，虚劳咳嗽，精神不固。

用法：空腹温酒送服。（黄酒，药引，增强药效。）

（二十四）回阳三建汤（《外科正宗》）

药物组成：附子、人参、黄芪、当归、川芎、茯苓、枸杞子、陈皮、山茱萸各一钱，木香、甘草、紫草、厚朴、苍术、红花、独活各五分。

功能主治：主治阴疽发背初起，十日外不疼不肿，不热不红，硬若牛皮，坚如顽石，脉细身凉，肢体倦怠，皮如鳖甲，色似土殊，粟顶多生孔，孔中流血，根脚平散，软陷无脓，又皮不作腐，手热足凉者。

用法：水煎服。

（二十五）仁熟散（《医学入门》）

药物组成：柏子仁、熟地黄各一钱，人参、五味子、枳壳、山茱萸、肉桂、菊花、茯神、枸杞子各七分半。

功能主治：主治胆虚易惊，或不得眠。

用法：水煎服。

（二十六）加减六味地黄丸（《疠科全书》）

药物组成：熟地黄四两，茯苓、枸杞子、山茱萸各一两半，泽泻、半夏、牡丹皮各八钱，炙甘草、青皮各五钱，煅龙骨、煅牡蛎、炒杜仲、白芥子各一两。

功能主治：主治寒痰凝结而致的阴火疬，颈际夹起，大如卵形，坚硬异常，或一边或二边，或带小核数粒。

用法：食后淡盐汤送服。（盐汤，软坚散结，增强药效。）

（二十七）大补元煎（《景岳全书》）

药物组成：人参一至二两，炒山药、杜仲各二钱，熟地黄二钱至三两，当归（泻者不用），枸杞子各二至三钱，山茱萸（畏酸、吞酸者不用）一钱，炙甘草一至二钱。

功能主治：救本培元，大补气血。治气血大败，精神失守之症。

用法：水煎服。

（二十八）先天大造丸（《外科正宗》）

药物组成：紫河车一具，人参、白术、当归身、茯苓、菟丝子、枸杞子、黄精、肉苁蓉、何首乌、川牛膝、淫羊藿、黑枣肉各二两，炒补骨脂、骨碎补、巴戟天、远志各一两，木香、大青盐各五钱，丁香三钱，熟地黄四两。

功能主治：主治风寒湿毒袭于经络，初起皮色不变，漫肿无头，或阴虚外寒侵入，初起筋骨疼痛，日久遂成肿痛，溃后脓水清稀，久而不愈，渐成漏证者。

用法：空腹温酒送服。（黄酒，药引，酒性辛热，舒筋活络、发散风寒，增强药效。）

（二十九）加味虎潜丸（《张氏医通》）

药物组成：黄柏、龟甲、熟地黄各三两，白芍、锁阳、虎胫骨、当归身各一两半，炮姜五钱，人参、黄芪、山药、枸杞子、牛膝各二两，五味子一两。

功能主治：补肝肾，强筋骨。主治下肢痿弱而厥冷。

用法：淡盐汤送服。（盐汤，引药入肾。）

（三十）大营煎（《景岳全书》）

药物组成：当归二至五钱，熟地黄三至七钱，枸杞子、杜仲各二钱，牛膝一钱半，炙甘草、肉桂各一至二钱。

功能主治：滋阴补血，温经止痛。治真阴精血亏损，及妇人经迟血少，腰膝筋骨疼痛，或气血虚寒，心腹疼痛等。

用法：水煎服。

（三十一）小营煎（《景岳全书》）

药物组成：熟地黄二至三钱，当归、白芍、炒山药、枸杞子各二钱，炙甘草一钱。

功能主治：养血滋阴。治血少阴亏，头晕心悸，面色萎黄，脉象细弱；妇女月经后期，量少色淡，小腹虚痛。

用法：水煎服。

（三十二）四物五子丸（《医方类聚》）

药物组成：当归、川芎、熟地黄、白芍、枸杞子、覆盆子、地肤子、菟丝子、车前子各等分。

功能主治：养心益肾，补血明目。滋阴养水，略带抑火。主治心肾不足，眼目昏暗。或因嗜酒恣欲，或劳瞻竭视，或思虑太过，肝肾俱伤，目觉干涩不爽，视物昏花。

用法：盐汤送服。（盐汤，引药入肾。）

（三十三）暖肝煎（《景岳全书》）

药物组成：当归二至三钱，枸杞子三钱，沉香一钱，肉桂一至二钱，乌药、小茴香、茯苓各二钱。

功能主治：温补肝肾，行气逐寒。治肝肾阴寒，小腹疼痛，疝气等症。

用法：加生姜三至五片，水煎，食远服。（生姜，发散风寒，增强药效。）

（三十四）复亨丹（《温病条辨》）

药物组成：倭硫黄（即石硫黄）十分，鹿茸、云茯苓、淡苁蓉各八分，枸杞子、萆薢、全当归、小茴香各六分，人参、安南桂（即肉桂）、炙龟甲各四分，川椒炭三分。

功能主治：燥气久伏下焦，不与血搏，老年八脉空虚。

用法：开水送服。

（三十五）枸杞膏（《寿世保元》）

药物组成：甘枸杞子一斤。

功能主治：生精，补元气，益荣卫，生血，悦颜色，延年益寿。主诸虚百损。

用法：不论男女，早、晚用酒调服。（黄酒，药引，增强药效。）

（三十六）苁蓉丸（《养老奉亲书》）

药物组成：肉苁蓉四两，枸杞子、巴戟天、菊花各二两。

功能主治：平补下元，明目。

用法：盐汤送服。（盐汤，引药入肾。）

（三十七）黄耆汤（《医学心悟》）

药物组成：黄耆（即黄芪）9g，五味子3g，人参、麦冬、枸杞子、大熟地各4.5g。

功能主治：补肺益肾。治肺肾两虚，消渴，饮少溲多。

用法：水煎服。

（三十八）养元汤（《奇方类编》）

药物组成：当归、川芎、白芍、炙甘草、熟地黄、杜仲各一钱，枸杞一钱八分，苦杏仁一钱五分，白茯苓一钱五分，金樱子一钱五分，淫羊藿一钱，石斛一钱四分，牛膝一钱八分。

功能主治：补虚益肾。

用法：水煎服。

四、临床应用和注意事项

（一）临床医师用药经验

1. 高血糖 枸杞消渴胶囊和养阴降糖片可以益气养阴、生津止渴、清热活血，对于内热消渴、气阴不足，症见多食多饮、烦热口渴、倦怠乏力以及2型糖尿病见上述证候者有一定的治疗效果。此外，以枸杞子为原料制成的降糖舒胶囊或糖尿乐胶囊等制剂也有一定的降低血糖作用。

2. 高脂血症 枸杞子可以调节血脂。对于肝肾阴虚、患有高脂血症的患者，可以口服以枸杞子为原料制成的降脂灵片，能够补肝益肾、降脂养血。也可以口服以枸杞子为主要原料制成的脂康颗粒，能够滋阴清肝、活血通络，用于治疗肝肾阴虚挟瘀之高脂血症，另外临床上还用此制剂治疗非酒精性脂肪肝。

3. 免疫力弱 对于身体虚弱、容易生病的人群，长期服用药食同源的枸杞子，可以激活免疫细胞、改善机体免疫功能，对身体有一定的补益作用。免疫力弱的人也可以直接口服松花粉枸杞子片、铁皮石斛黄芪枸杞软胶囊、马鹿茸西洋参灵芝麦冬枸杞子胶囊等口服制剂，均能增强机体的免疫力。此外，长期服用枸杞子，还有延缓衰老、抗疲劳的作用。

4. 神经性疾病 临床上常用以枸杞子为原料制成的健脑丸治疗神经衰弱症，且治愈率很高。现代药理研究表明，枸杞子提取物能够有效调节中枢神经系统，增强神经系统的适应性，促进神经系统损伤的功能性恢复。对于中风、阿尔茨海默病、帕金森病、脊柱脊髓损伤等神经性疾病，长期服用枸杞子可以有一定的防治功效。

5. 眼疾 肝肾阴虚所导致的视物模糊、羞明畏光，眩晕耳鸣，视物昏花以及青光眼和初、中期白内障见上述证候者，可以服用以枸杞子为主要原料制成的杞菊地黄丸或明目地黄丸等中成药，或者服用以枸杞子为原料制成的膏剂四补膏，也可以服用以枸杞子为原料制成的片剂复明片。现代药理研究证实枸杞子中的多糖、叶黄素以及玉米黄质对视网膜有一定的保护作用。因此长期服用枸杞子可以缓解眼部疲劳，预防近视。

6. 贫血 贫血者可直接服用枸杞子，或者服用枸杞子与其他补血药材制成的膏剂，如枸杞膏和龟鹿二仙膏，也可以口服以枸杞子为原料制成的枸杞阿胶口服液，均能养血补血，用于血虚萎黄。

7. 发白 对于肝肾两虚引起的须发脱落、早白，服用以枸杞子为原料制成的益肾乌发口服液或者补肾养血丸等制剂，能够补肝肾、乌须发。

（1）褥疮：枸杞子50g，烘脆研末，麻油200g熬沸，待冷倒入枸杞子粉，加冰片0.5g搅匀，外敷疮面，每日1次。

（2）冻疮：枸杞子20g，白芷5g，吴茱萸5g，分别烘脆研末，加香脂适量调成膏状，涂于患处，每隔4~6小时涂1次。

（3）疔疮痈疖：枸杞子15g，烘脆研末，加凡士林50g制成软膏，外涂患处，每日1次。

（4）烫伤：枸杞子40g，烘脆研细末，麻油120g加热至沸，离火倒入枸杞子粉搅匀，以消毒药棉蘸浸药油涂于患处，局部包扎，每6小时涂药1次，一般半小时痛减，5日痊愈。

（二）枸杞子的禁忌证

一般而言，一年四季使用枸杞子泡水喝不会产生太大坏处。但是任何食用的东西，都有食用禁忌，药食两用的枸杞子也一样。

那么，服用枸杞子需要注意哪些问题呢？其注意事项主要包括：使用时忌食辛辣、油腻、生冷的食物；脾胃虚弱者慎用，此类人群脾胃虚弱，对营养的吸收比较差，虚不受补，服用枸杞子有可能适得其反；正在感冒发热、腹泻及身体有炎症者不宜服用，此类人群身体不适，内环境紊乱，不宜服用枸杞子，待身体恢复健康后可继续服用；有心脏病、高血压、糖尿病、肝病、肾病等慢性疾病严重的患者，以及儿童、孕妇和哺乳期妇女均需要在医师指导下使用；不宜大剂量服用，过量食用枸杞子会导致上火、流鼻血，也有可能造成眼睛红肿不舒服。

（三）枸杞子的不良反应及处理方法

极少数人服用枸杞子及相关保健用品会出现一些不良反应，常见的有消化系统不良反应，如出现恶心呕吐、腹痛、腹泻等症状；还有心血管系统不良反应，如出现心率减慢、胸闷、血压下降等症状。下附有关枸杞子不良反应及处理方法的案例 2 例，供参考。

1. 消化系统不良反应　患者，女，6 岁。服用枸杞子约 300g，出现恶心、呕吐的症状，呕吐物均为红黄色以及未消化的枸杞子的液态物质。随后又出现了上腹部不适的症状，同时伴有轻度疼痛。当日腹泻严重，一天大便 9 次，大便稀疏呈水样，无脓血，精神不振，面色蜡黄，轻度脱水。诊断为"枸杞中毒"，输液治疗。第一组静脉滴注 10% 葡萄糖溶液 500ml，5% 碳酸氢钠溶液 200ml 以纠正患者脱水的症状并防止出现酸中毒；第二组静脉滴注 5% 葡萄糖氯化钠溶液 120ml，维生素 B_6 100mg，氨苄西林 1.5g 以防止患者发生感染；第三组静脉滴注 10% 葡萄糖溶液 200ml、维生素 C 1g、氯化钾溶液 6ml 以补充患者身体流失的水分，3 天后患者恢复健康出院。

2. 心血管系统不良反应 患者，男，40 岁。因饮用枸杞子酒 250ml，出现了恶心、头晕、呕吐的症状，同时伴有肌肉颤抖，脉搏 130 次 /min、血压 90/52.5mmHg。患者平时的饮酒量为 400～500ml，考虑为枸杞子中毒。给予 10% 葡萄糖溶液 1 000ml、50% 葡萄糖溶液 200ml、呋塞米 20mg、地塞米松 300mg、维生素 C 4g 及维生素 B_6 300mg 静脉滴注治疗。3 天后患者的不适反应消失。

参考文献

[1] 朱彦荣，朱彦华．中华枸杞故事 [M]．银川：宁夏人民出版社，2010.

[2] 李静，余意，张小波，等．药用枸杞本草考证 [J]．世界中医药，2019，14(10)：2593-2597.

[3] 金莹，韩东钊．中国枸杞五大主产区产业竞争力综合评价研究 [J]．林业经济问题，2018，38(3)：86-91.

[4] 魏雪松，王海洋，孙智轩，等．宁夏枸杞化学成分及其药理活性研究进展 [J]．中成药，2018，40(11)：2513-2520.

[5] 祁彦斌．宁夏枸杞产业化发展调查及税收前景预测 [J]．宁夏社会科学，2003(6)：48-50.

[6] 王子豪，马豪，康洋．小枸杞，大产业：宁夏枸杞及其产业化进程 [J]．中阿科技论坛（中英阿文），2018 (3)：38-42，129-135.

[7] 胡建玉．靖远县枸杞产业发展现状及对策研究 [J]．农业科技与信息，2017(19)：9-10.

[8] 罗旭鹏．青海省枸杞产业发展现状与优势分析 [J]．青海农林科技，2019(4)：42-45，81.

[9] 柳晓静．玉门市枸杞产业现状及发展建议 [J]．农业科技与信息，2019(14)：59-60.

[10] 陈有婷，高君. 景泰县枸杞产业发展中存在的问题及对策研究 [J]. 甘肃农业，2019(4)：119-122.

[11] 刘养卉，杜芸. 乡村振兴战略背景下靖远枸杞产业发展研究 [J]. 现代经济信息，2018(36)：474-476.

[12] 宗旭祥，储朝霞，何长福. 甘肃省瓜州县枸杞产业发展现状与思考 [J]. 北京农业，2015(12)：255-256.

[13] 姚茜，贾晶. 青海省枸杞产业发展研究 [J]. 攀登，2017，36 (1)：77-80.

[14] 赵英，殷传杰. 新疆枸杞产业发展的意见和建议 [J]. 新疆林业，2014(4)：28-32.

[15] 王振平，杨文煊. 话说古郡枸杞——巨鹿枸杞基地概观 [J]. 乡镇企业科技，1994(6)：4-13.

[16] 国家药典委员会. 中华人民共和国药典：一部 [M]. 2020 年版. 北京：中国医药科技出版社，2020.

[17] 国家中医药管理局《中华本草》编委会. 中华本草 [M]. 上海：上海科学技术出版社，1999.

[18] 肖培根. 新编中药志 [M]. 北京：化学工业出版社，2007.

[19] 中国药品生物制品检定所，广东省药品检验所. 中国中药材真伪鉴别图典 3[M]. 3 版. 广州：广东科技出版社，2011.

[20] 海平，王水潮. 柴达木枸杞 [M]. 上海：上海科学技术出版社，2020.

[21] 安巍. 枸杞规范化栽培及加工技术 [M]. 北京：金盾出版社，2009.

[22] 周荣汉. 中药资源学 [M]. 北京：中国医药科技出版社，1993.

[23] 曹有龙，何军. 枸杞栽培学 [M]. 银川：阳光出版社，2013.

[24] 杨新才. 枸杞栽培历史与栽培技术演进 [J]. 古今农业, 2006 (3): 49-54.

[25] 杨文君, 肖明, 张泽, 等. 不同品种对柴达木枸杞外观性状和活性成分含量影响 [J]. 农产品加工 (学刊), 2012 (8): 61-63, 81.

[26] 毛金梅. 枸杞鲜果采收及制干技术 [J]. 现代农业科技, 2013(15): 299-300.

[27] 马林强, 慕松, 李明滨, 等. 枸杞的微波干燥特性及其对品质的影响 [J]. 农机化研究, 2015, 37(5): 208-211.

[28] 胡凤巧. 几种枸杞干燥方法的综述 [J]. 黑龙江农业科学, 2018(8): 135-139.

[29] 曹有龙, 刘兰英, 李晓莺, 等. 枸杞鲜果类胡萝卜素超声提取工艺优化及光稳定性 [J]. 食品研究与开发, 2014, 35(5): 20-22.

[30] 曹林, 张爱玲. 我国枸杞产业发展的现状阶段与趋势分析 [J]. 林业资源管理, 2015(2): 4-8.

[31] 曹有龙, 巫鹏举. 中国枸杞种质资源 [M]. 北京: 中国林业出版社, 2015.

[32] 刘秀英, 胡怡秀, 臧雪冰, 等. 枸杞油胶丸对高脂大鼠血脂水平的影响 [J]. 中国自然医学杂志, 2004, 6(3): 134-136.

[33] 壬占林, 徐生旺, 樊光辉, 等. 青海省枸杞产业技术研究进展 [J]. 青海科技, 2017, 24(1): 39-44.

[34] 如克亚·加帕尔, 孙玉敬, 钟烈州, 等. 枸杞植物化学成分及其生物活性的研究进展 [J]. 中国食品学报, 2013, 13(8): 161-172.

[35] 任永丽, 董海峰. 青海和宁夏枸杞子中微量元素的对应聚类分析 [J]. 安徽农业科学, 2012, 40(31): 15119-15120, 15143.

[36] 何晋浙，胡飞华，孙培龙，等. 枸杞多糖结构及其单糖组分的分析研究 [J]. 食品与发酵工业，2008，34(5)：48-50，54.

[37] 杨仁明，索有瑞，王洪伦. 青海不同地区枸杞微量元素分析研究 [J]. 光谱学与光谱分析，2012，32(2)：525-528.

[38] 张晓薇. SDS-PAGE 对不同产地及质量枸杞的鉴别研究 [J]. 光明中医，2011，26(5)：917-918.

[39] 石志刚，安巍，焦恩宁，等. 基于 nrDNA ITS 序列的 18 份宁夏枸杞资源的遗传多样性 [J]. 安徽农业科学，2008，36(24)：10379-10380.

[40] 杨志敏，许淑琴，张文，等. 甘肃枸杞中农药残留水平分析及风险评估 [J]. 农产品质量与安全，2019(5)：44-48.

[41] 王莹，金红宇，隋海霞，等. 枸杞中农药残留含量分析及膳食风险研究 [J]. 中国药学杂志，2018，53(3)：182-186.

[42] ZHAO R, JIN R, CHEN Y, et al. Hypoglycemic and Hypolipidemic Effects of *Lycium barbarum* Polysaccharide in Diabetic Rats[J]. Chinese Herbal Medicines, 2015, 7(4): 310-315.

[43] 于国华，裴纹萱，孙慧娟，等. 枸杞多糖的神经保护作用机制研究进展 [J]. 中国实验方剂学杂志，2018，24(9)：213-219.

[44] 吴琦，李志强，崔忠慧. 枸杞多糖降血脂和抗动脉粥样硬化作用的研究进展 [J]. 牡丹江医学院学报，2008，29(2)：67-69.

[45] 侯学谦，祝婉芳，曲玮，等. 枸杞化学成分及药理活性研究进展 [J]. 海峡药学，2016，28(8)：1-7.

[46] 涂雪松，胡友红，胡利霞. 枸杞多糖抗衰老药理作用研究进展 [J]. 实用医技杂志，2007，14(26)：3685-3686.

[47] 孟姣，吕振宇，孙传鑫，等．枸杞多糖药理作用研究进展 [J]. 时珍国医国药，2018，29(10)：2489-2493.

[48] 林幼红，刘晋锋，苏国辉，等．枸杞多糖的神经保护作用 - "以眼为鉴" [J]. 中国中医眼科杂志，2019，29(5)：403-406.

[49] 赵蕊，张涛，蔡亚平，等．枸杞多糖胶囊对小鼠急性毒性的影响 [J]. 中国老年学杂志，2015，35(20)：5714-5716.

[50] 蒋正国，张万昌．中华枸杞应用宝典 [M]. 银川：阳光出版社，2016.

[51] 龙一梅，王荣，牛阳．枸杞在常用方剂中的配伍应用 [J]. 宁夏医科大学学报，2010，32(8)：847-848.

[52] 李经纬，余瀛鳌，蔡景峰，等．中医大辞典 [M]. 2 版．北京：人民卫生出版社，2005.

[53] 李炳照，陈海霞，李丽萍，等．实用中医方剂双解与临床 [M]. 北京：科学技术文献出版社，2008.

[54] 魏睦新，王钢．方剂一本通 [M]. 北京：科学技术文献出版社，2009.

[55] 郝敏．枸杞所致不良反应 2 例报告 [J]. 实用中医药杂志，2003，19(9)：500.

图书在版编目（CIP）数据

探秘枸杞子 / 刘斌，张炜主编. — 北京：人民卫生出版社，2021.10（2022.8重印）

ISBN 978-7-117-32204-1

Ⅰ.①探⋯　Ⅱ.①刘⋯　②张⋯　Ⅲ.①枸杞－药物学－研究　Ⅳ.①R282.71

中国版本图书馆 CIP 数据核字（2021）第 204590 号

| 人卫智网 | www.ipmph.com | 医学教育、学术、考试、健康，购书智慧智能综合服务平台 |
| 人卫官网 | www.pmph.com | 人卫官方资讯发布平台 |

探秘枸杞子
Tanmi Gouqizi

主　　编：刘　斌　张　炜
出版发行：人民卫生出版社（中继线 010-59780011）
地　　址：北京市朝阳区潘家园南里 19 号
邮　　编：100021
E - mail：pmph @ pmph.com
购书热线：010-59787592　010-59787584　010-65264830
印　　刷：北京顶佳世纪印刷有限公司
经　　销：新华书店
开　　本：850×1168　1/32　印张：7.5
字　　数：131 千字
版　　次：2021 年 10 月第 1 版
印　　次：2022 年 8 月第 2 次印刷
标准书号：ISBN 978-7-117-32204-1
定　　价：46.00 元
打击盗版举报电话：010-59787491　E-mail: WQ @ pmph.com
质量问题联系电话：010-59787234　E-mail: zhiliang @ pmph.com

55检